Cardiopulmonary Resuscitation in English and WAZOBIA LANGUAGE

Yoruba. Hausa. Igbo

A Life Worth Saving: Step-by-Step CPR Guide for Everyone

Dr. Elizabeth N. Ubochi, DNP, MSN, Ed., RN
Doctor of Nursing Practice
Professor of Nursing

ACKNOWLEDGMENT

I want to thank God for His abundant blessings and for granting me the wisdom, knowledge, understanding, and strength to complete this book. My heartfelt gratitude goes to my beloved mother, Gladys, and my husband, Prince Jasper, for their prayers, unwavering support, and guidance throughout this journey. To my wonderful children, Dr. Ifeanyichukwu, Chidinma, Dr. Chukwuebuka, Chiedozie, and Chioma—thank you for your love, patience, and constant encouragement. I sincerely appreciate the support from my extended family, including Chinelo, Shauni and my colleagues, for encouraging and inspiring me daily. A special thank you to Mr. Zane and Mr. Sam, the project managers, for their professional expertise and invaluable contributions to bringing this work to life.

This **Cardiopulmonary Resuscitation (CPR) guide, written in both English and WAZOBIA languages** (Yoruba, Hausa, and Igbo), is designed to serve as a valuable educational resource in a pre-hospital setting. However, it is important to note that this guide does not replace the need for obtaining CPR certification.

Book Reviewer (English)
Agbẹyẹwò Ìwe (Yoruba)
Mai Bitar Littafi (Hausa)
Nnyocha Akwụkwọ (Igbo)

- Dr. Ndidi Nwamu-Laguerre, MD, DO
- Dr. Jacqueline Wright-Cole DNP, MSN, Ed., APRN, FNP-C, RN, PCCN-K Nurse Program Director
- Dr. Diane Gordon DNP, MSN, Ed., RN
  Nursing Instructor
- Yolanda Albino – Cordero MSN, Ed., RN
  Nursing Instructor
- Getara Williams MSN, NE, BSN, RN.
  Clinical Instructor
- Ashley Massey BA, MLIS
  Assistant Librarian

Book Translator (English)
Olùtúmọ Ìwé (Yoruba)
Mai Fassara Littafi (Hausa)
Ntughari Akwụkwọ (Igbo)

- Bakare Ayomikun Precious
  BSc. Pharmacology, Therapeutics, and Toxicology, Olugbodi Sola - Yoruba
- Abdulsalam Usman.
  Diploma, Pharmacy technician , Jatto John- Hausa
- Ikenga Makuochi Precious
  HND, Business Administration and Management, Matthew Catherine - Igbo

Master Table of Contents

Table of Contents

INTRODUCTION

CPR Cardiopulmonary Resuscitation

Cardiac arrest can happen at any time, in any place. Out-of-hospital cardiac arrest (OHCA) is a global public health problem (Hayashi & Iwasaki, 2024). Unfortunately, the survival rate is low, especially in out-of-hospital cardiac arrest (OHCA); according to Myat, Kyoung-Jun, and Rea (2018), the community or bystanders need to be aware of and know how to perform OHCA compression correctly. This book is designed to provide a step-by-step guide with illustrations on the importance of learning CPR and how to perform the skills.

Anyone can experience out-of-hospital cardiac arrest (OHCA); according to Myat, Kyoung-Jun, and Rea (2018), OHCA is a leading cause of death in the world. According to Buelt, Kennady, and Arnold (2023), individuals often describe ischemic chest pain as pressure, squeezing, heaviness, and tightness linked to physical activity or stress, and are usually centered behind the sternum.

Being able to perform CPR is an opportunity to offer someone a second chance at life. "Every life is worth saving" is a vision I strongly believe in. This belief led me to become a CPR/ BLS instructor, educating healthcare providers, students, and the public about the importance of CPR as a lifesaving guide.

The WAZOBIA CPR Guide offers comprehensive, step-by-step instructions on performing chest compressions, delivering rescue breaths for adults, children, and infants, and managing choking emergencies. This book serves as an essential resource for knowing lifesaving techniques.

CHAPTER 1

Frequently Asked Questions:

What are the steps to follow to save lives?

a. Immediate recognition of Cardiac arrest

b. If the individual is unresponsive, activate the emergency response system.

c. Start early CPR with emphasis on chest compression and breathing.

d. The guideline recommends a rate of 100 to 120 compressions per minute in five cycles (Cycles are thirty chest compressions and two rescue breaths performed) to maintain blood flow and oxygenation during cardiac arrest.

e. Compression depth of at least two inches for adults and children, and one and a half inches for infants

f. Ensure you give two breaths with compression.

g. Each breath lasts about one to two seconds, and watch for the chest to rise between breaths.

h. Use Automated External Defibrillator (AED) once available; if not, continue compression until help arrives.

Who can perform CPR?

Anyone can perform CPR if they follow the steps in this WAZOBIA CPR guide. This includes family, friends, children, bystanders, etc., not just the medical personnel. Quick action by bystanders can increase the chances of survival.

When Do You Need Mouth-to-Mouth Resuscitation with CPR?

Bystanders should provide mouth-to-mouth resuscitation between chest compressions, as oxygen is essential for vital organs, particularly the brain and heart. However, if a bystander is uncomfortable giving rescue breaths, they should continue chest compression without interruption until professional help arrives.

According to Song, Ki, Park, Song, and Shin (2023), the American Heart Association (AHA) advises ensuring an open airway and maintaining patent airway ventilation and oxygenation during cardiopulmonary Resuscitation (CPR).

Giving breaths during CPR helps replenish oxygen in the bloodstream and supports essential cellular function. Providing breaths between compressions is vital for survival, especially in cases of respiratory arrest or prolonged cardiac arrest.

Will Performing CPR Always Cause Severe Injuries?

One of the most effective methods of improving survival outcomes is for bystanders to call for an emergency response and start chest compressions immediately. According to Skelton, Templeton, Dang Guay, MacInnes, and Clegg (2024), chest compression will significantly improve the chance of survival. Nevertheless, it is not a guarantee that all people will survive with chest compression.

An individual may experience sternal or rib fractures and chest wall instability due to the compression on the sternum area during cardiopulmonary resuscitation (CPR); this can result in significantly impaired respiratory function, leading to complicated medical management (Comanici, Farmidi, Bhudia, & Anikin, 2022).

CHAPTER 2

Cardiac Arrest/Unresponsive: What to Do?

- Check your surroundings for safety.
- Tap the adult's shoulder, "Ask, are you okay?" If there is no response, call for help and ask for the AED. **(See Figure 1)**
- Kneel beside the individual and place the individual on their back on a firm, flat surface.
- Check the carotid artery for a pulse, watch the individual for chest rise and fall, and feel for the pulse (carotid artery) simultaneously for no longer than 10 seconds **(See Figure 2)**
- If no pulse or breathing is detected, the bystander should immediately begin with 30 chest compressions followed by 2 rescue breaths. To give breaths, open the airway using the head-tilt/chin-lift technique **(see Figure 5).** Provide two rescue breaths after every 30 compressions.
- Each breath should last about one second. Watch for the chest to rise with each breath and allow the air to exit before giving the next one.
- If the chest does not rise with the first breath, tilt the head and ensure a proper seal before giving the second breath.
- Compression rate of 100-120 chest compressions per minute.

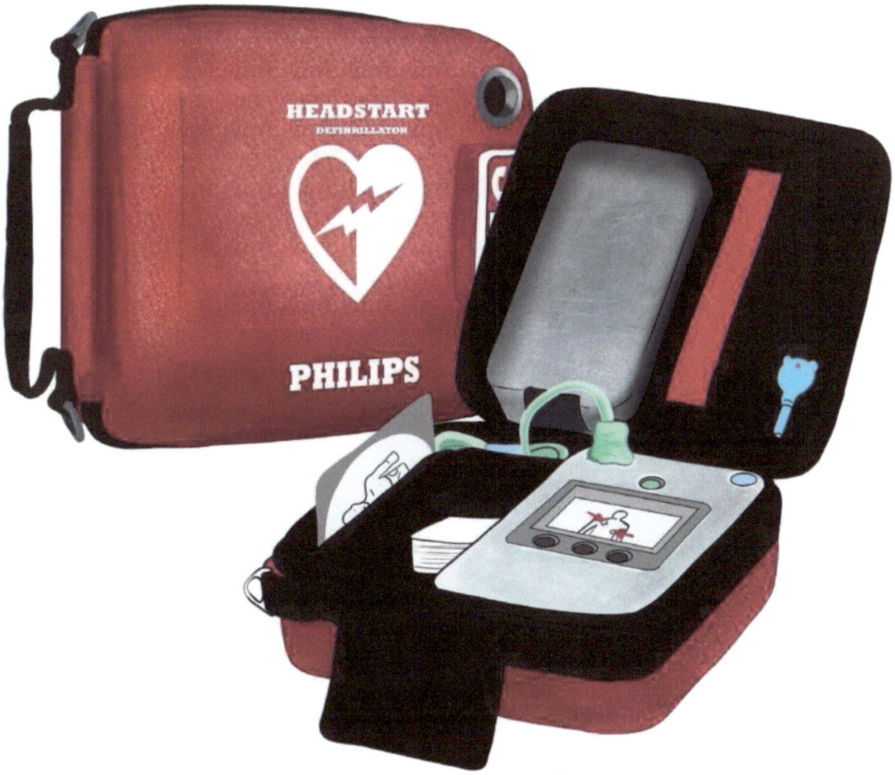

Figure 1 : Automated External Defibrillator (AED)

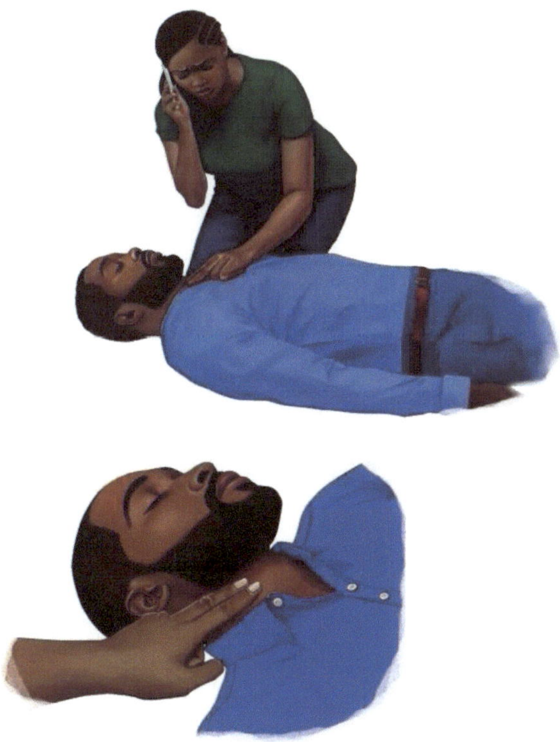

Figure 2: Assess the carotid artery for the pulse and look at the chest rise and fall.

Position the Person and Yourself

- Once noted that the individual has no pulse and is not breathing, kneel beside the individual and begin compressions.
- Place the heel of one hand on top of the other in the center of the chest and interlock your fingers **(See Figure 4)**

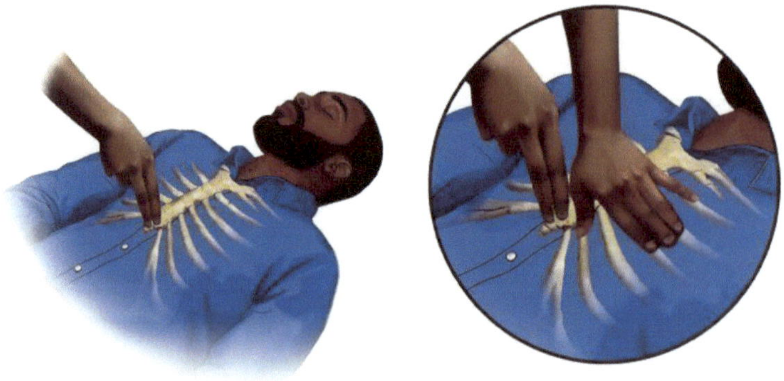

Figure 3: Hand placement: Center of the chest, on the lower half of the sternum.

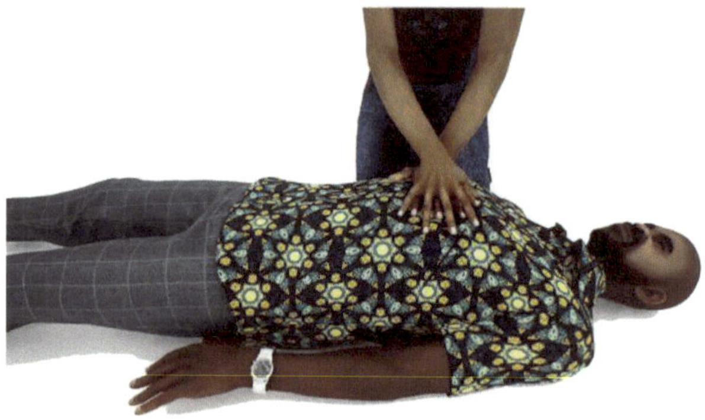

Figure 4: Beginning compression: compression depth: at least 2 inches (5 cm)

When to stop:

If the individual has a pulse and is breathing, the bystander should stop the compression.

Continue rescue breathing if there is a pulse but no breath. **See Figure 17** for information on positioning the individual to provide rescue breathing.

Two bystanders performing CPR on an unresponsive adult:

If two bystanders are at the scene to perform compressions on an unresponsive individual, it is essential to follow the same steps used by one bystander, except in this scenario. One bystander performs 30 compressions; the second provides two breaths after each 30 compressions. Follow the steps below.

- Bystander 1 should start chest compressions.
- Put both hands on the middle of the chest (the bottom part of the sternum), one on top of the other. **(See figure 4)**
- Perform 30 compressions with a minimum depth of 2 inches (5 cm).
- Keep your compression rate between 100 and 120 per minute.
- After each chest compression, let the chest rise back up before pushing the chest again.
- Allowing the chest to rise between compressions is crucial.
- It helps the heart refill with blood, ensuring that each subsequent compression effectively circulates blood to vital organs.
- After each compression, allow the chest to fully recoil.

Give rescue breaths.

- Use the head tilt-chin lift procedure to open the airway.
- Give two rescue breaths using mouth-to-mouth or a bag-mask device (the bag-mask is recommended if available), and the chest should visibly rise with each breath, lasting one second.
- Every two minutes (about five cycles of 30:2), the bystander performing compressions can switch roles to avoid getting tired. The bystander doing compression should announce the switch.
- Keep interruptions in chest compressions to a minimum of 10 seconds.

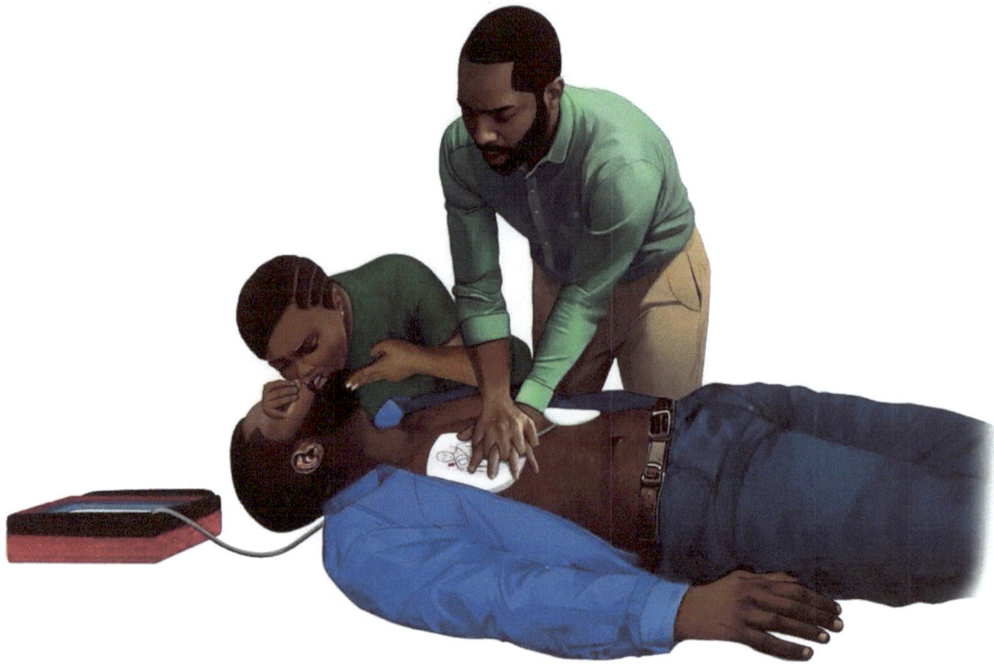

Figure 5: Two bystanders are present at the scene and performing compressions.

CHAPTER 3

A Step-By-Step Guide for Child CPR (Ages 1 year to puberty)

A Child Becomes Unresponsive:

The bystander should gently tap the child's shoulder and ask, 'Are you okay?' while checking for breathing by closely observing the chest for any rise and fall.

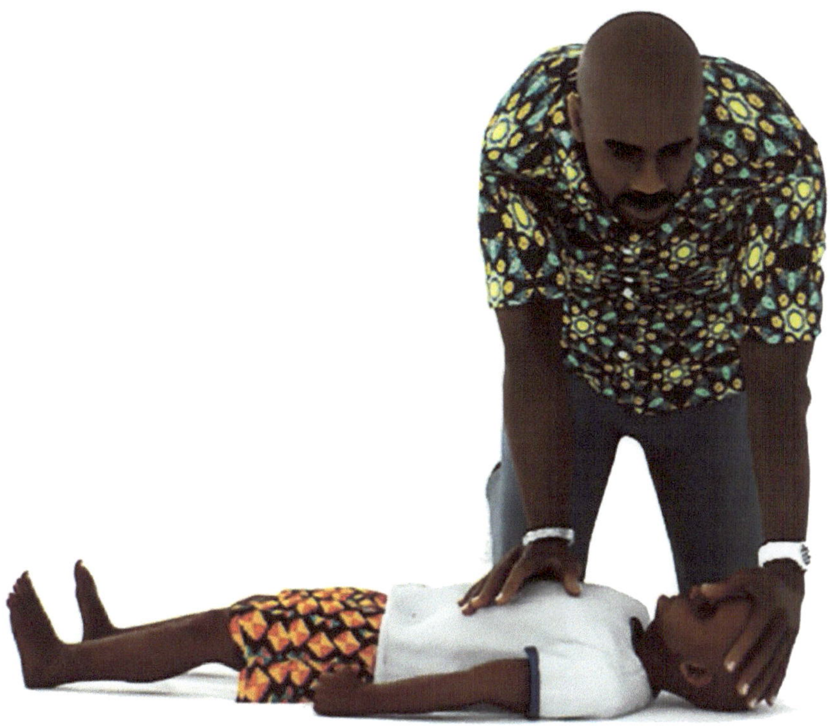

Figure 6: Once it is established that there is no pulse or breathing/chest rise, call for help or send someone to contact emergency response services and ask for an AED (defibrillator) if available.

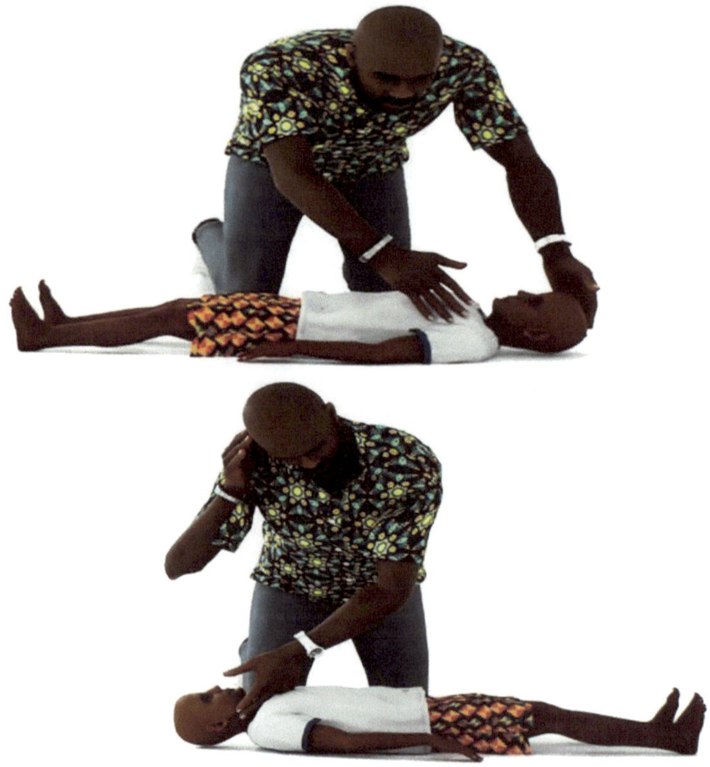

Figure 7: To check for a pulse, place your index and middle fingers gently on the side of the neck just beside the windpipe (trachea), and simultaneously observe the chest for any rise and fall indicating breathing

- Check the carotid artery for a pulse and look for breathing with chest rise and fall simultaneously.
- Once it is established that the child is not breathing or has no pulse, start compression immediately.

Begin Compression.

- Place the child on a firm surface, flat on their back.
- To get ready for compressions, kneel next to the child's chest.
- Start compression by positioning the heel of your hand in the center of the chest (lower half of the sternum).

Note: Apply compressions with one or two hands, depending on the child's size. Just below the nipple line, place the heel of one hand in the middle of the chest. You can perform adult CPR on larger youngsters by using both hands. Push quickly for two minutes (about five cycles) at 100–120.

- Compression Depth: At least 1/3 of the chest depth (2 inches or 5 cm).
- Aim for 100 to 120 compressions per minute.
- After each chest compression, let the chest rise back up before pushing the chest again.
- Open the airway: Tilt the child's head and lift the chin to give breath.
- Give two breaths using a bag-mask device or mouth-to-mouth.
- Continue chest compressions on the child until signs of life are observed, such as a pulse, breathing, movement, or until emergency responders arrive

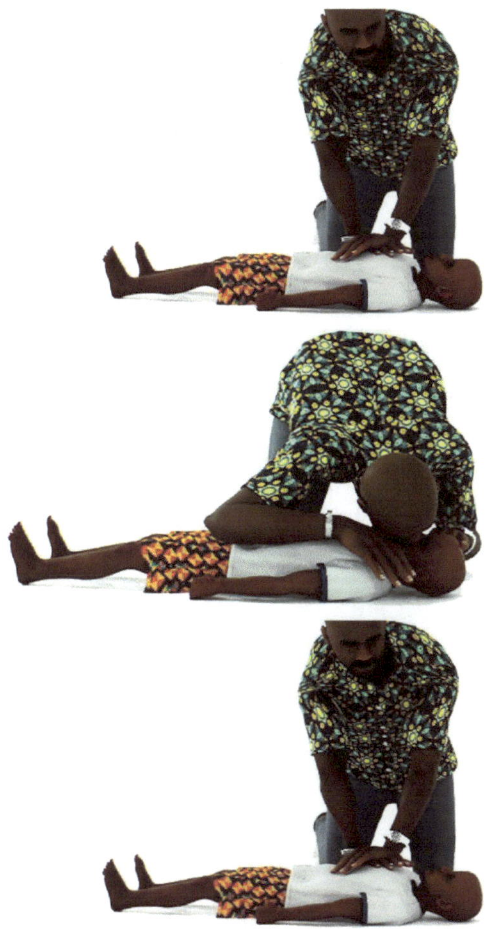

Figure 8: Perform 30 compressions and give two breaths.

Two bystanders are present at the scene. Follow the steps below.

- Bystanders should check the scene for safety to ensure the environment is safe for both the bystander and the child.
- The bystander should gently tap the child's shoulder and simultaneously shout, "Are you okay?" If there is no response, call for help immediately or call emergency response, and instruct someone nearby to ask for an AED defibrillator if available.
- Check the carotid artery for a pulse and look for breathing with chest rise and fall simultaneously; once it is established that the child is not breathing or has no pulse, start compression immediately.

Begin Compression:

- Begin compressing at the ratio of compression to ventilation: 15:2.
- Bystander number #1 should begin 15 compressions.
- Bystander #2 should provide two breaths by tilting the head and lifting the chin to open the airway.
- Give two breaths using a pocket mask or bag-mask device after 15 compressions.
- Give two breaths, and after each chest compression, let the chest rise back up before pushing the chest again.
- Continue compression without interaction for two minutes; give 15 compressions and two breaths for five cycles at a rate of 100-120 per minute.

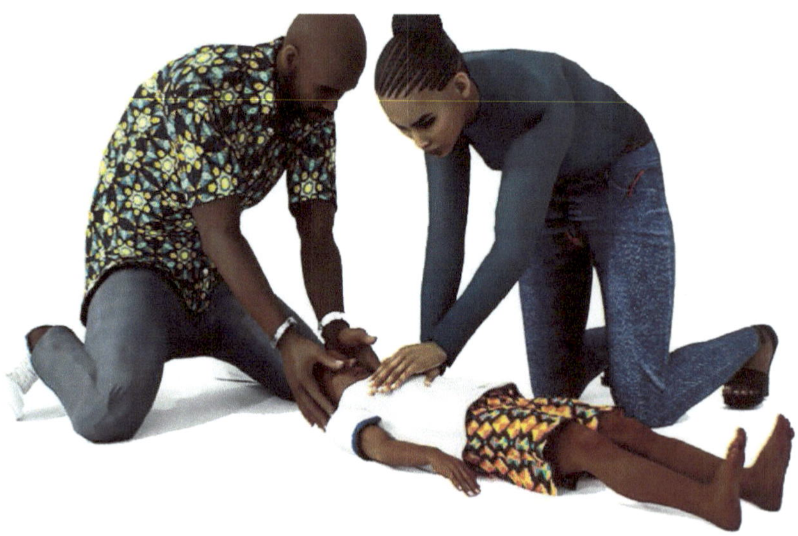

Figure 9: One bystander is performing compression on a child, and a second bystander is giving breath.

Use an AED if available: **Using an Automated External Defibrillator (AED) for Children**

- If an Automated External Defibrillator (AED) is available, turn it on and follow its verbal and visual prompts carefully.
- Use pediatric pads if available. If only adult pads are provided, they can be used with caution—place one pad in the center of the child's chest and the other on the back, ensuring the pads do not touch or overlap.
- Make sure no one is touching the child while the AED analyzes the heart rhythm and delivers a shock if advised.
- Immediately resume CPR after the shock is delivered.
- Continue chest compressions and rescue breaths as directed until emergency medical personnel arrive or the child shows signs of life.

CHAPTER 4

When an Infant Becomes Unresponsive (0 to 1 Year)

One bystander is present at the scene to perform chest compressions on the unresponsive infant: Follow the steps below.

Initial Steps for Infant CPR

- Check the scene for safety to ensure it is safe for you and the infant.
- Assess responsiveness by gently tapping the infant's foot and calling the infant's name.
- If there is no response or sign of life, call for help immediately and request an Automated External Defibrillator (AED) if available.

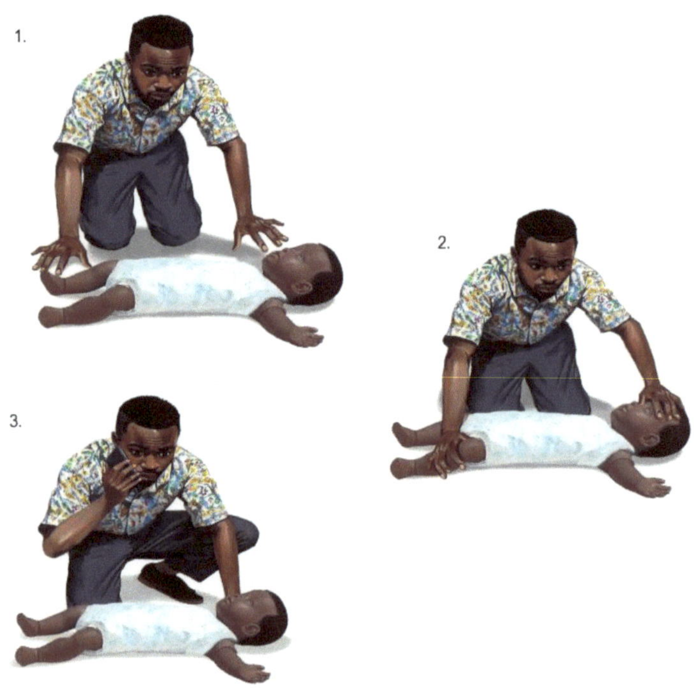

Figure 10: Upon finding the infant unresponsive, tap the bottom of the foot gently and call for help.

Location: Check for a pulse by placing two fingers on the brachial artery on the inner side of the infant's upper arm, between the elbow and shoulder, and simultaneously check for breathing or chest rise.

- If there is no detectable pulse within 10 seconds or pulse <60 bpm with signs of poor perfusion, start CPR, or if you are uncertain, begin chest compressions immediately.
- Feel for a pulse (brachial artery - inside upper arm, between the elbow and the shoulder.

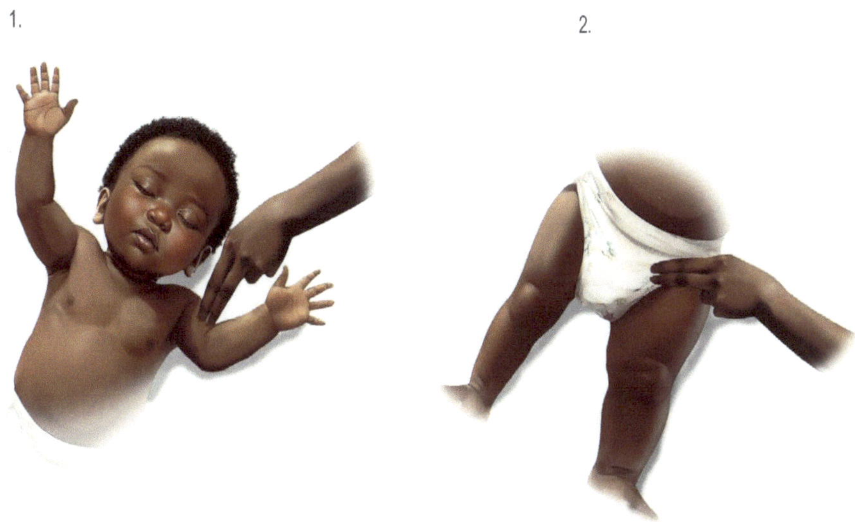

Figure 11: Feel for a pulse (brachial artery - inside upper arm, between the elbow bow and the shoulder and check the femoral pulse

One bystander is present at the scene. Begin CPR and follow the steps below.

- If alone, perform 2 minutes of CPR before calling an emergency response and ask for an AED if available.
- Begin compressions using two fingers placed in the center of the chest, just below the nipple line. Compression Depth: At least 1.5 inches (4 cm).
- After each chest compression, let the chest rise back up before pushing the chest again.
- Press down on the chest at a steady pace, aiming for about 100 to 120 compressions each minute.
- Tilt the head and lift the chin to administer breath while watching for the chest to rise between each breath.
- Continue 30 compressions and administer two breaths for five cycles for 2. minutes until the individual regains consciousness.

Use the AED immediately, if available:

- If available, turn on the AED and follow instructions.
- Use pediatric pads if available (or adult pads if necessary, placing one on the chest and one on the back.
- If a shock is advised, ensure everyone is clear of the infant and then deliver the shock.
- After the AED delivers a shock, start chest compressions right away.

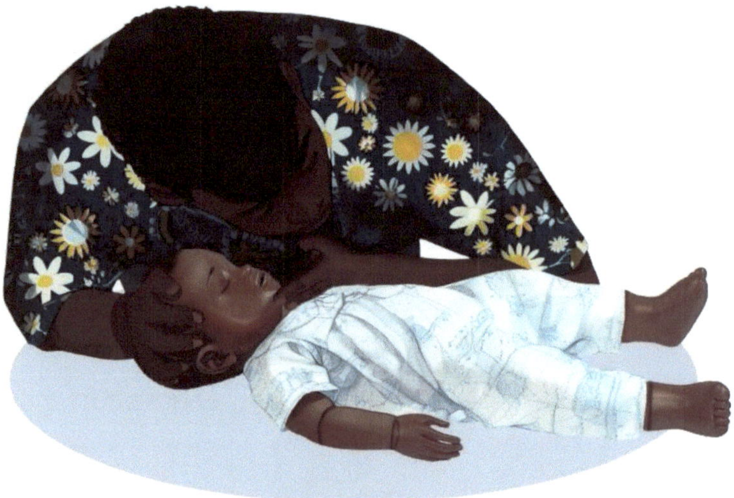

Figure 12: Observe the infant's chest to determine if it is rising and falling, indicating breathing.

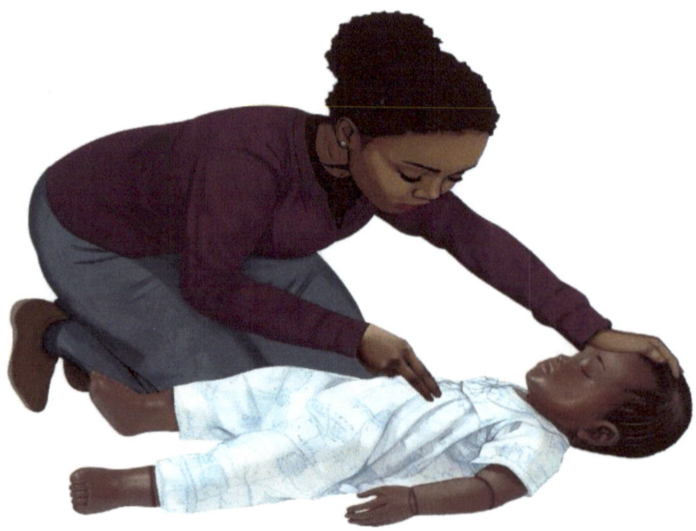

Figure 13: Place two fingers (one person assisting) on the center of the infant's chest, just below the nipple line, in the middle of the sternum, between the breastbone and the rib cage.

1.

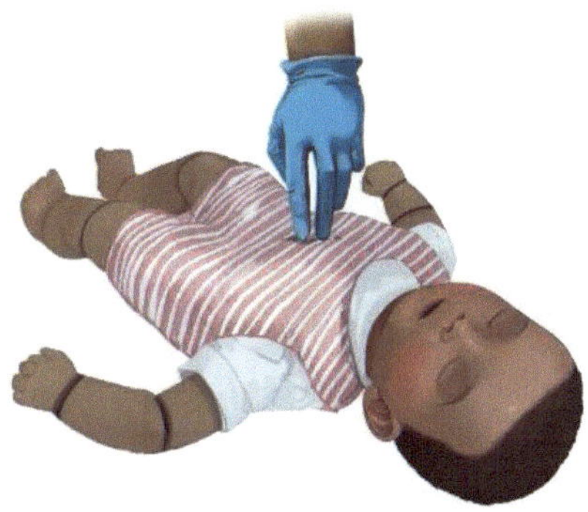

2.

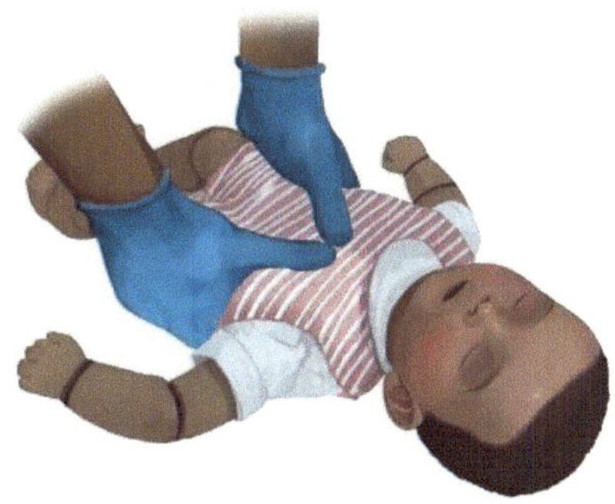

Or -thumb encircling technique (two bystanders) – both thumbs on the chest, fingers wrapped around the back.

Two Bystanders: Performing Chest Compressions on an Infant – Follow the Steps Below

- Checking your scene for safety
- A bystander should gently tap the infant's foot. If there is no response, call. For help and ask for an AED defibrillator.
- Location: Check for a pulse by placing two fingers on the brachial artery on the inner side of the infant's upper arm, between the elbow and shoulder, and simultaneously check for breathing or chest rise.
- If there is no detectable pulse within 10 seconds or if you are uncertain, begin chest compressions immediately.
- Call for help and ask for an AED defibrillator if available.

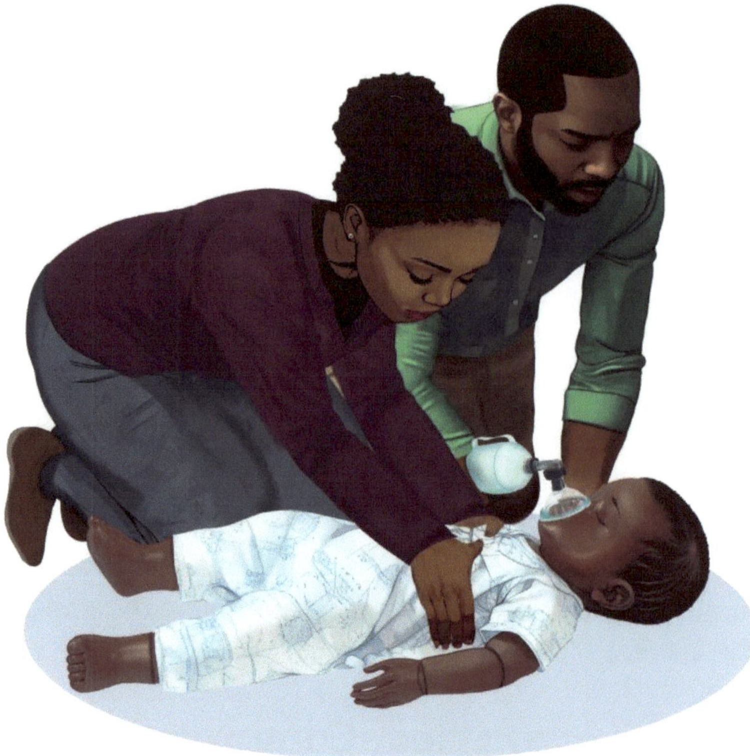

Figure 14: Two bystanders perform compression and give breaths to an unresponsive infant.

See the illustration above:

Two fingers in the middle of the chest below the nipple line, or hands encircle. the chest, as shown in the illustration.

- One person performs 15 compressions.
- Compression depth: At least one-third of the chest diameter (~1.5 inches or 4 cm
- After 15 compressions, the second person gives two breaths using a pocket mask or mouth-to-mouth.
- Continue for 2 minutes, equal to five cycles of compression.
- At a rate of 100 to 120 compressions per minute.
- After each chest compression, let the chest rise back up before pushing the chest again.
- Watch for chest rise and fall with each breath.
- Continue chest compressions until the infant shows signs of life, such as moving, breathing, or crying, or until you are too tired to continue.

CHAPTER 5

Performing compressions on a pregnant woman

When a pregnant woman becomes unresponsive, follow the same steps as with an adult: Check for pulse and respiration simultaneously for no longer than 10 seconds.

When a pregnant woman becomes unresponsive, it is essential to know that when performing compression, you must follow special considerations to avoid hurting the mother or the unborn child.

Positioning: Left Lateral Uterine Displacement (LLUD):

- Position the mother to ensure that the large uterus is protected from compressing major blood vessels.
- This can be done by gently pushing the pregnant belly to the left with one hand while another bystander performs chest compressions.
- If a second individual is present, ask them to tilt the woman slightly to her left side using towels or cushions under her right hip.
- If only one bystander is present, place a rolled towel, pillow, or wedge under the right hip to tilt the body slightly to the left.

Begin Chest Compressions:

The bystander should gently tap the person and ask, "Are you okay?" while checking for signs of breathing by observing the chest for any rise and fall

- If unresponsive and not breathing normally, call foranemergency response immediately and begin CPR.
- Alert emergency responders say that the individual is pregnant.
- Once it is established that there is no pulse or breathing, begin chest compression: follow the steps as in adult compression.
- Place your hands on the chest's center, over the breastbone's lower half (sternum).
- Push hard and fast, compressing the chest at least 2 inches (5 cm) deep, allowing the chest to recoil between each compression.
- If trained in rescue breathing, use a bag-mask device or mouth-to-mask to deliver two breaths after every 30 compressions.
- Deliver compressions at a rate of 100-120 compressions per minute.
- Refrain from crowding the individual; this allows the bystander performing compression to have some space.
- As a bystander, continue 30 compressions and two for five cycles, 2 minutes.
- at 100 to 120 compressions per minute until emergency medical assistance
- After 2 minutes, check for a pulse.

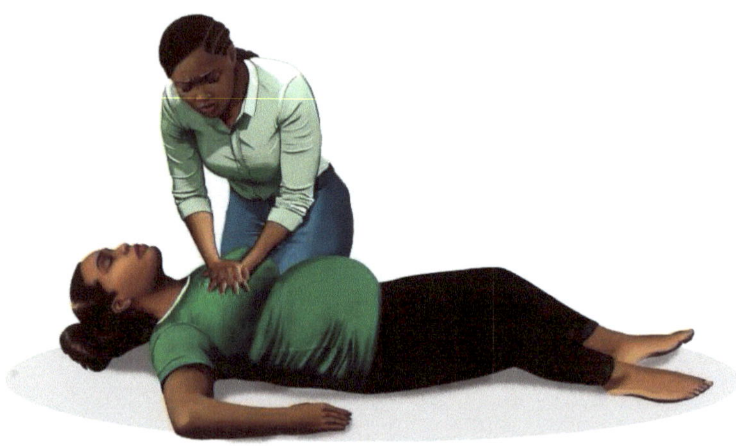

Figure 15: Place two hands in the chest's center, on the sternum's lower half. Compression Depth: At least 2 inches (5 cm) depth.

- Place two hands in the chest's center, on the sternum's lower half. Compression Depth: At least 2 inches (5 cm) deep. Compression Rate: 100- 120 compressions per minute.
- After each chest compression, let the chest rise back up before pushing the chest again.
- After 30 compressions, open the pregnant woman's airway using the head-tilt and chin-lift maneuver and give two breaths while watching for chest rise.
- If the pregnant woman's chest doesn't rise during a rescue breath, gently adjust her head to open the airway and attempt another breath.

Use an AED If Available

- Turn on the Automated External Defibrillator (AED) and follow its voice and visual prompts.
- Apply the AED pads as instructed on the device diagrams.
- If necessary, adjust breast tissue to ensure proper pad placement and good contact with the skin.
- If the AED advises a shock, make sure no one is touching the individual, then press the shock button as directed.
- Immediately resume CPR after the shock is delivered, starting with chest compressions.

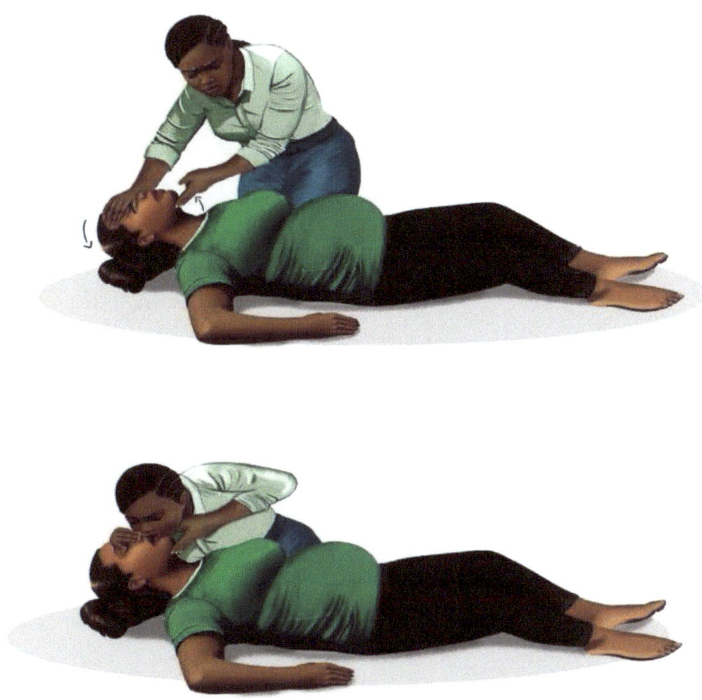

Figure 16: Deliver two breaths after every 30 compressions.

CHAPTER 6

How to Provide Rescue Breathing

- After every two minutes of 30 compressions and two breaths, it is vital to reassess the individual.
- If the individual has a pulse but is not breathing or responding to touch or stimuli, do not perform chest compressions; instead, provide rescue breaths, and give one breath every 2 to 3 seconds (about 20 to 30 breaths per minute).
- Continue rescue breathing and check the pulse every 2 minutes. If the pulse is not felt, begin chest compression immediately.
- Rescue breaths are performed to maintain blood flow and oxygenation during cardiac arrest. This keeps oxygen circulating in the blood until this individual is transferred to the healthcare facility.

Adult Rescue Breathing: Step-by-Step

If an adult has a pulse but is still unresponsive, give them one breath every 6. seconds **(See figure 17).**

- Open the airway by tilting the head back and lifting the chin.
- Give mouth-to-mouth rescue breaths by sealing your mouth over the individual's mouth. If available, use a pocket mask or bag-mask device.
- Deliver one breath every 6 seconds (about 10 breaths per minute).
- Each breath should last 1 second, and a visible chest rise should be able to be seen.
- Avoid excessive ventilation—do not give breaths that are too forceful or too frequent.

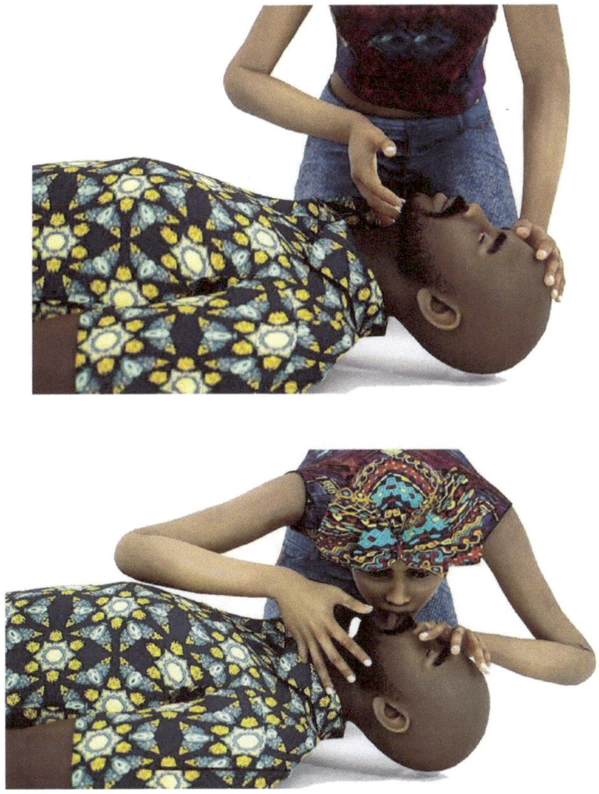

Figure 17: Give one breath every 6 seconds (10 breaths per minute).

- Continue providing rescue breaths for the person and monitor their pulse.
- Reassess the pulse every two minutes. If there is no pulse, chest compressions immediately begin.
- If the person starts breathing on their own, place them in the recovery position (on their left side) and continue to monitor them until the emergency response arrives.

Providing Rescue Breaths to a Pregnant Woman: Step-by-Step

- Give mouth-to-mouth by tilting the head back, raising the chin, and covering the person's mouth with your mouth.
- Use a pocket mask or bag mask if available.
- Tilt the head back and lift the chin to seal your mouth over the individual's mouth to give one breath every 6 seconds (10 breaths per minute).
- Each breath should last 1 second and make the chest rise.
- Avoid excessive ventilation (too many or too forceful breaths).

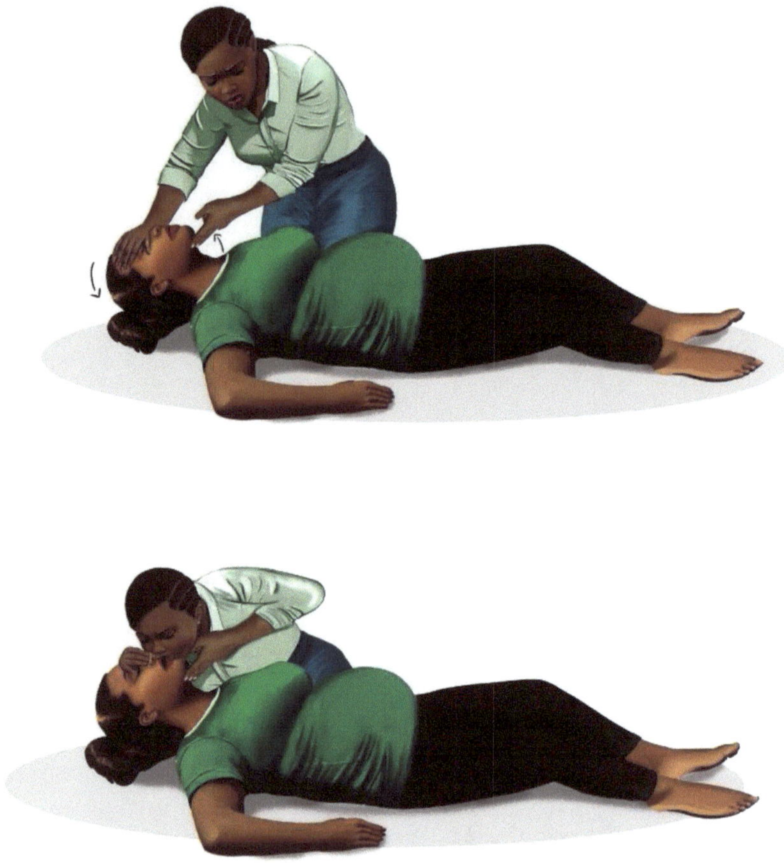

Figure 18: Tilt the head back, lift the chin, and seal your mouth over the person's mouth to provide rescue breaths.

- Continue Rescue Breathing & Monitor Pulse.
- Every 2 minutes, check for a pulse. If no pulse is detected, start chest compression immediately.
- If they start breathing independently, place them in the recovery position (on their left side) and monitor until help arrives.

How to Administer Rescue to a Child with a Pulse – Step-by-Step:

- Look, listen, and feel for normal breathing.
- Check the carotid or femoral pulse for no more than 10 seconds.
- If a pulse (≤60 bpm) but no normal breathing is present, begin rescue breathing.
- If the pulse is <60 bpm with signs of inadequate circulation, start chest compression immediately.

Provide Rescue Breathing for an Unresponsive Child with a Pulse.

Once it is established that the child has a pulse but is unable to breathe independently, follow these steps:

- Provide mouth-to-mouth breathing.
- Pinch the child's nose and create a seal over their mouth with yours.
- Give one breath every 2 to 3 seconds (approximately 20 to 30 breaths per minute), watching for chest rise.
- If the chest does not rise, reposition the head and try again.
- Use a pocket mask or bag-mask device if available.
- Ensure each breath lasts 1 second and causes a visible chest rise.
- Avoid excessive ventilation (do not give too many or overly forceful breaths).

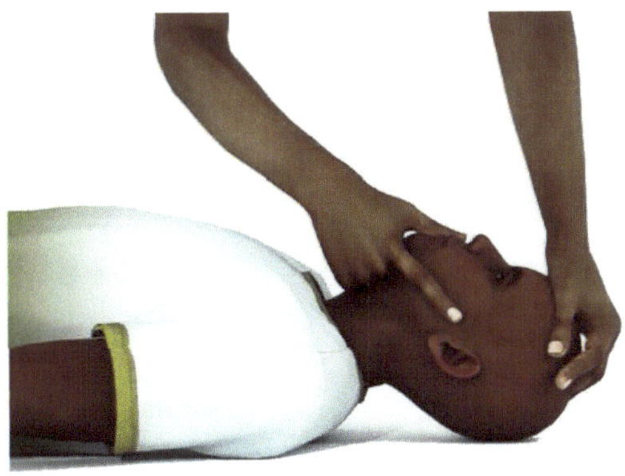

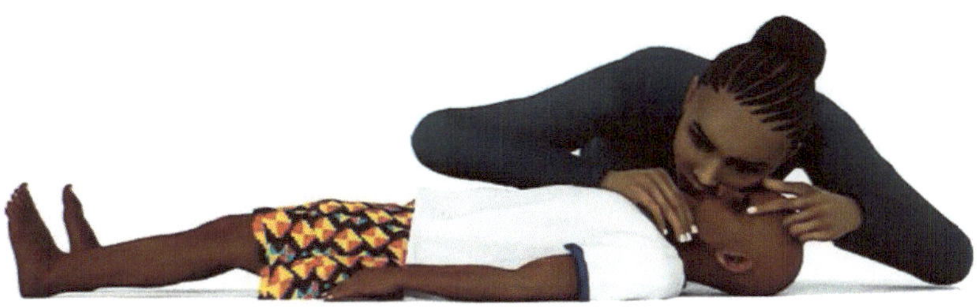

Figure 19: Tilt the head and lift the chin to administer breath. Give one breath every 2–3 seconds (20–30 breaths per minute).

Rescue Breathing: Infant with Pulse: Step-by-Step:

(Infant = Birth to 1 year old)

- Look, listen, and feel for normal breathing.
- Check the carotid or femoral pulse for no more than 10 seconds.
- If a pulse (≤60 bpm) but no normal breathing is present, begin rescue breathing.
- If the pulse is <60 bpm with signs of inadequate circulation, start chest compressions immediately.

Provide rescue breaths using a mask or mouth-to-mouth

Once it is established that the infant has a pulse, follow the steps below.

- Provide mouth-to-mouth breathing.
- Pinch the child's nose and seal your mouth over the child's mouth.
- Give one breath every 2 to 3 seconds per minute, watching for chest rise.
- If the chest does not rise, reposition the head and try again.
- Use a pocket mask or bag-mask device if available.
- Give one breath every 2–3 seconds (20–30 breaths per minute).
- Each breath should last 1 second and make the chest rise.
- Avoid excessive ventilation (too many or too forceful breaths).

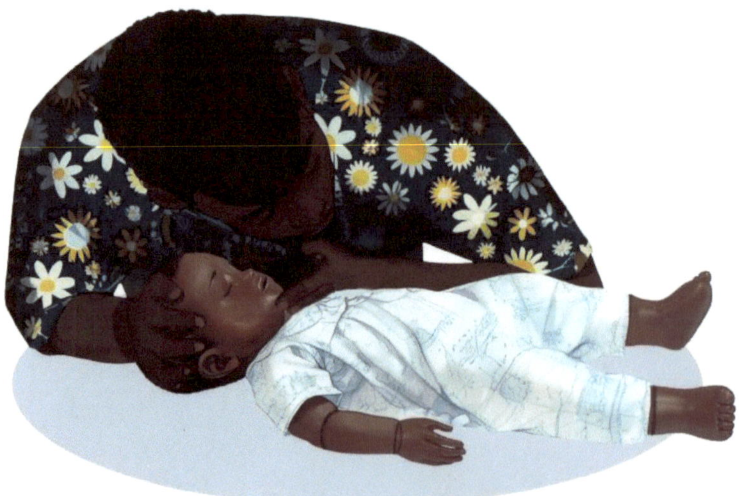

Figure 20: checking for chest rise and fall.

CHAPTER 7

Choking

Prolonged airway obstruction can have severe consequences or even be fatal; A person choking can quickly become unresponsive and die. It is necessary to recognize the signs of choking in an individual and act immediately.

Recognizing the Signs of Choking

- A choking individual may be unable to breathe, speak, or cough effectively.
- A choking individual will clutch their neck, a "universal choking sign of choking," where the individual immediately clutches their neck with one or both hands.
- They may make wheezing or high-pitched sounds while trying to breathe.
- Face or fingertips may turn blue due to a lack of oxygen.
- They often have a fearful or panicked expression as they struggle to get air.
- Choking individuals may lose consciousness if the object is not removed immediately or dislodged.

Choking Individual (Adult or Child)

- If an adult or child is choking, assess the situation.
- Encourage the adult and child to cough. If they cannot cough or make sounds, ask, "Are you choking?" and ask for permission to help.
- Position yourself behind them, placing one foot between their feet for stability.
- Give abdominal thrusts (Heimlich Maneuver).

Back Blows:

- Bend them slightly forward.
- Use the heel of your hand to perform an upward thrust (Heimlich Maneuver), which is as simple as a thrust in an upward motion.
- Make a fist and place it just above their belly button.
- Grasp your fist with your other hand.
- Perform quick, upward thrusts to help dislodge the object.

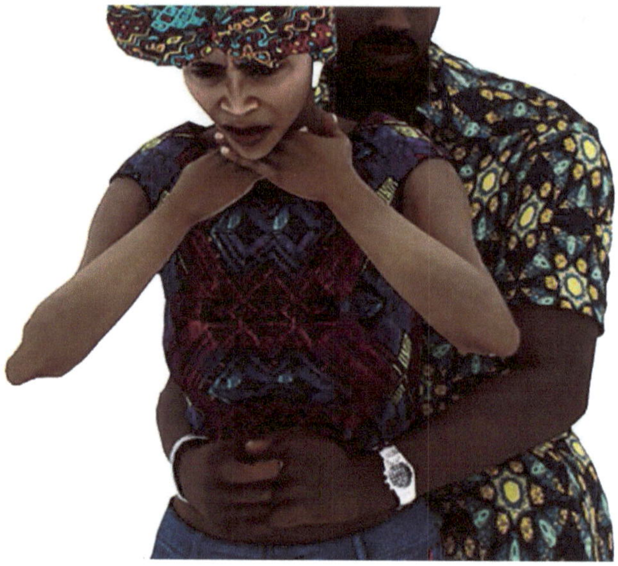

Figure 21: Administering Abdominal Thrusts (Heimlich Maneuver) on a Choking Adult

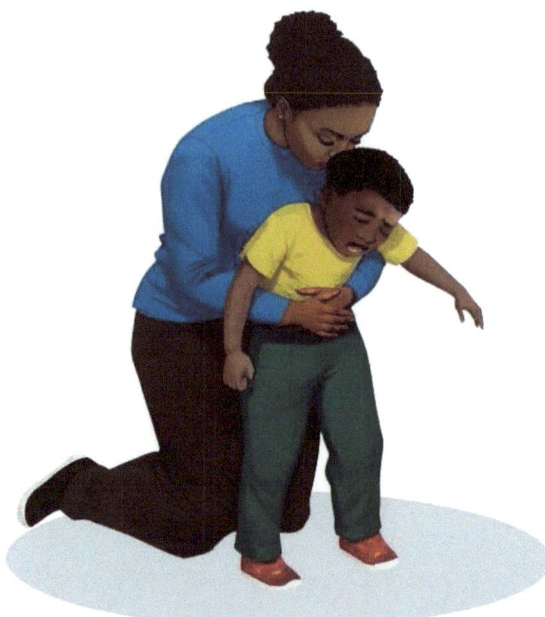

Figure 22: Administering Abdominal Thrusts (Heimlich Maneuver) on a Choking Child

When a Choking Adult or Child Becomes Unresponsive

(Child: Over 1 year old; Adult: Puberty and older)

Immediately call emergency services or have someone call for help.

- Follow the steps to begin CPR: Start with 30 chest compressions and two breaths **(follow the same steps in Chapter 3)**
- Check the mouth for the object obstructing the airway before giving two rescue breaths.
- Remove an object from the mouth if you can clearly see it; avoid reaching into the mouth blindly, as this may push the object deeper.
- Continue with chest compression, followed by 2 breaths until help arrives or the object is dislodged.

Choking: Pregnant Person

To relieve choking in a pregnant woman, you should use the chest thrust technique instead of abdominal thrusts, as abdominal thrusts may put pressure on the baby.

What to Do:

- **Assess the Situation:** If a pregnant person is choking, check for signs of severe airway obstruction (no sound, inability to cough or breathe)
- **Stand Behind Safely:** Position yourself behind the pregnant individual, placing one foot between their feet to help stabilize them.
- **Locate the chest Position:** Place your hands on the center of her chest, just above the breastbone (sternum).
- **Locate Hand Position:** Place your hands on the center of the chest, just above the breastbone (sternum). Interlock your hands and perform firm, inward, and upward chest thrusts.
- **Continue Thrusts:** Repeat chest thrusts until the object is dislodged or the person becomes unresponsive

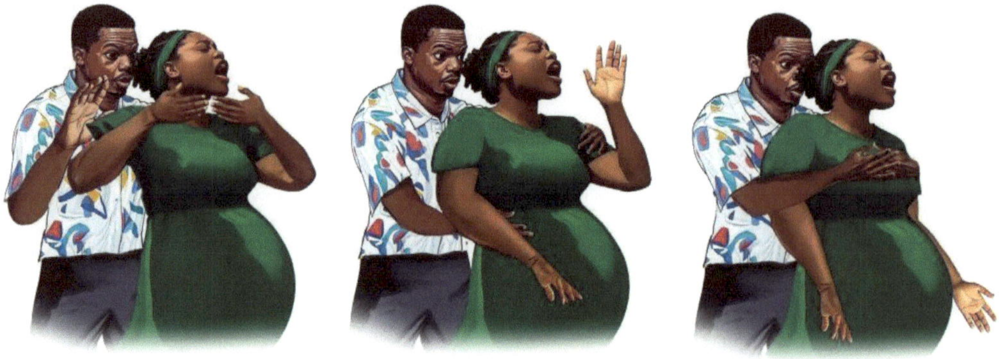

Figure 23: Performing Chest Thrusts on a Choking Pregnant Woman

If a Pregnant Individual Becomes Unresponsive: Follow the Steps Below:

- Call for help and immediately call emergency services or have someone else do so.
- Follow the steps to begin CPR: Start with 30 chest compressions and two breaths (follow
- the steps as in performing CPR on a pregnant woman)
- Check the mouth for the object obstructing the airway before giving two rescue breaths.
- Remove an object from the mouth if you can clearly see it; avoid reaching into the mouth blindly, as this may push the object deeper.
- Continue with chest compression, followed by 2 breaths until help arrives or the object is dislodged.
- Perform chest thrusts by placing your fist on the center of the breastbone and delivering quick, inward thrusts to expel the obstruction.
- For pregnant individuals, use pregnancy-adapted chest thrusts to avoid abdominal pressure, making this method safer for both mother and baby.

Infant Choking: What to Do

Follow these steps to help relieve the infant of choking (0 to 1 year)

- Assess the situation, check if the infant can cough, cry, or make sounds, and encourage them to keep coughing to clear the airway.

- If the person is silent, unable to cough effectively, or has difficulty breathing, these may be signs of choking.
- Continue performing chest thrusts and back blows (aimed between the shoulder blades).
- Sit down and support the baby's head and neck with one hand while holding the baby face down along your forearm.
- Rest your forearm on your thigh to keep the infant stable, ensuring the head is lower than the chest.

Back Blows:

- Use the heel of your free hand to deliver up to 5 firm back blows between the infant's shoulder blades.
- After each back blow, check to see if the object has been dislodged or come out.

Chest Thrusts:

- If the object has not been expelled after the back blows, carefully turn the infant's face up, supporting their head and neck.
- Place two or three fingers in the center of the chest, just below the nipple line, and deliver five quick chest thrusts, pressing down about 1.5 inches (4 cm).
- Repeat the cycle of 5 back blows and 5 chest thrusts until the object is dislodged or the infant starts crying or breathing normally again.

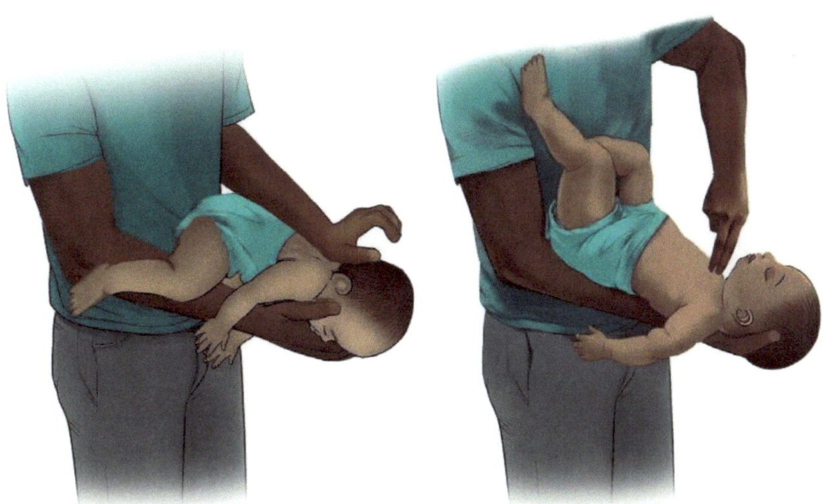

Figure 24: Performing five back slaps and five chest thrusts on a choking infant.

When a Choking Infant Becomes Unresponsive: What to Do

- Call emergency services immediately or have someone else do so.
- Begin Infant CPR:
- Start with 30 chest compressions (using two fingers in the center of the chest or hand to encircle the chest).
- Check the mouth for the object obstructing the airway before giving two rescue breaths.
- Remove an object from the mouth if you can clearly see it; avoid reaching into the mouth blindly, as this may push the object deeper.
- Continue with chest compression, followed by 2 breaths until help arrives or the object is dislodged.
- Continue until help arrives, the infant begins to breathe independently, or the object is dislodged.
- Taking immediate action is necessary as infants are especially vulnerable to complications from choking.

CHAPTER 8

WAZOBIA CPR Guide: Life Worth Saving

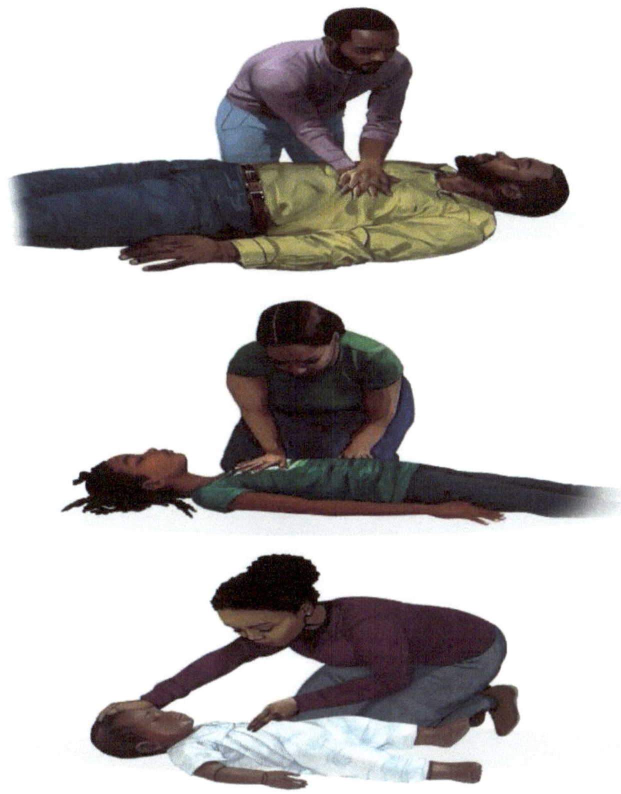

Figure 25: Bystanders performing compression on adults, children, and infants.

According to the American Heart Association's (AHA) 2020 guidelines, an Automated External Defibrillator (AED) is effective in treating shockable rhythms when used alongside CPR (Hajeb-Mohammadalipour, Chon, Cascella, & Valentine, 2021). It plays a crucial role in restoring regular heart activity. AED use significantly improves survival rates for conditions such as ventricular fibrillation or pulseless electrical activity. Once the AED arrives, it should be applied to the individual's bare chest immediately, following the device's voice instructions. Due to its user-friendly design and low training requirements, modern AEDs are available for public use, even by those without training.

Steps on How to Use the AED During CPR

- Turn on the AED. Follow the voice prompts and apply the AED pads to the person's bare chest.
- Place one pad on the upper right chest and the other on the lower left side.
- Ensure no one touches the person when the AED analyzes or delivers a shock.
- Press the shock button if instructed by the AED to deliver a shock.
- Resume CPR immediately after the shock.
- Start chest compressions and follow the AED prompts until help arrives.

Figure 26: AED (Automated External Defibrillator)

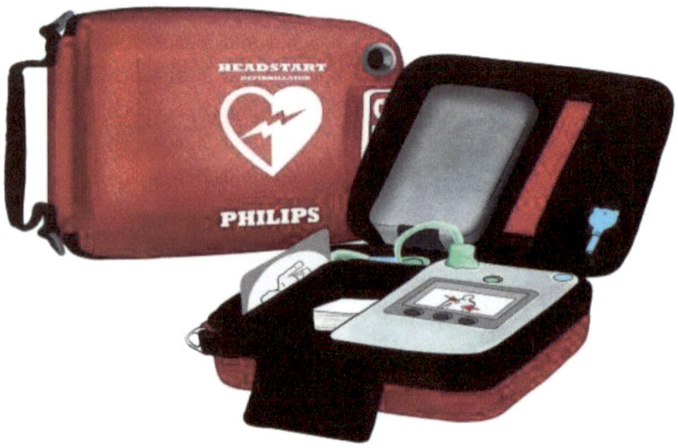

Figure 27: AED (Automated External Defibrillator on an adult

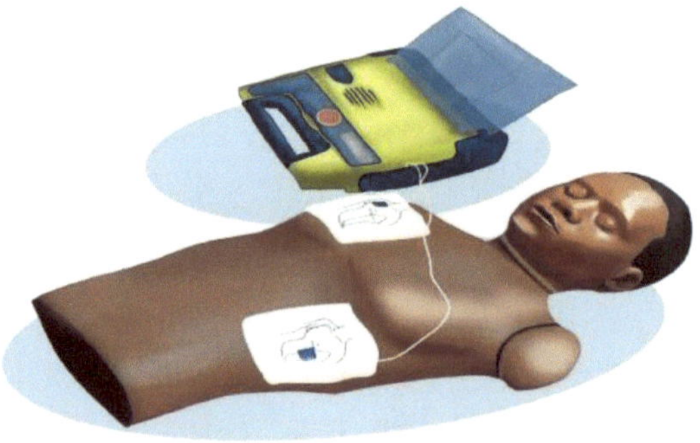

Immediate Cardiopulmonary Resuscitation (CPR) Guide — For Bystanders

This Cardiopulmonary Resuscitation (CPR) guide is a simple set of instructions designed to help bystanders assist someone in need by performing effective CPR, which is crucial for saving lives. Following these easy steps can increase the chance of survival for someone experiencing cardiac arrest, whether they are a loved one or a member of the community.

Family members and friends may feel anxious or upset about performing CPR on a child, spouse, parent, or friend, and they may worry about making mistakes. However, it is extremely important to call for help immediately, especially if you witnessed the event when it started.

This WAZOBIA CPR guide does not replace official CPR certification or formal classroom training required to become a certified CPR provider. This book is intended for bystanders or those who want to learn simple CPR instructions to perform CPR as a first step to saving a life when someone is unresponsive.

YORÙBÁ

Ìmúpadàbọ̀sípò Ọkàn ati Ẹdọfóró ni YORUBA

Ìwàláàyè òkan koòkan ṣeyebíye: Ìtọnisọnà Lẹ́sẹ̀-ẹsẹ Fún Gbogbo Ẹniyan

Dr. Elizabeth N. Ubochi (DNP, MSN, Ed,.RN)
Ḍókítà Nínú Ìmúlò Ìtojú Aláìsàn

Píróféṣọ Nínú Ìtọjú Aláìsàn

AKORI EKO INU IWE YI

Ìfara

Ìtọ́sọ́nà Ìmúpadàbọ̀sípò Ọkàn ati Ẹdọfóró

Ìmúpada bo sí ipò Ọkàn ati Ẹdọfóró - CPR

Ìdákẹ́jẹ ọkàn lè ṣẹlẹ̀ nígbàkugba, ní ibikíbi. Ìdákẹ́jẹ ọkàn tí ó ṣẹlẹ̀ nígba ti eniyan kosi ni ilé ìwòsàn (OHCA) jẹ́ ìṣòro àìlera àgbáyé (Hayashi & Iwasaki, 2024). Lásìkò yìí, iye àwọn tí o mu ori bo kúrò nínú ìṣẹ̀lẹ̀ yìí kéré, pàápàá jùlọ tí ó bá ṣẹlẹ̀ nígba ti eniyan ko si ni ilé ìwòsàn. Gẹ́gẹ́ bí Myat, Kyoung-Jun, àti Rea (2018) ṣe sọ, ó ṣe pàtàkì kí àwọn ará àdúgbò àti àwọn tó wà ni ibi iṣẹ̀lẹ̀ na mọ̀ bí wọ́n ṣe lè doola emi irufe eni bee (OHCA) dáadáa. Ìwé yìí jẹ́ ìtọ́sọ́nà pẹ̀lú àwòrán láti kọ́ ẹ̀kọ́ nípa iwulo CPR àti bí a ṣe lè mu imo náà lò.

Ẹnikẹ́ni lè ní ìdákẹ́jẹ ọkàn ojiji tó ṣẹlẹ̀ nígba ti ko si ni ilé ìwòsàn (OHCA); gẹ́gẹ́ bí Myat, Kyoung-Jun, àti Rea (2018) ṣe sọ, ìdákẹ́jẹ ọkàn ojiji tó ṣẹlẹ̀ n ilé ìwòsàn jẹ́ ìdí pàtàkì tó ń fa ikú ní gbogbo agbayé.

Buelt, Kennady, àti Arnold (2023) sọ pé àwọn aláìsàn maa ń ṣe àpèjúwe ìrora àyà tí ó jẹ́ ìdènà sí bi ẹ̀jẹ̀ se n kọja lo si okàn gẹ́gẹ́ bí irora aya, ki aya sa dede ma bu ni so, iwuwo, tí ó ní se pẹ̀lú ìgbòkègbodò tàbí ìdàámú ọkàn, àti pé ó maa ń wà ní àárín ẹ̀gùngun àyà.

Ìmúpadàbọ̀sípò Ọkàn àti Ẹdọfóró (CPR) jẹ́ àǹfààní láti fún ẹnìkan ní oore ofe láti wà láàyè. Mo gbagbọ́ gidigidi pe gbogbo eniyan lo leto lati ni ilera okan to pe.

Ìgbàgbọ́ yìí ló jẹ́ kí n di olùkọ́ CPR/BLS, tí ń kọ́ àwọn onimo isegun, àwọn akẹ́kọ̀ọ́, àti gbogbo eniyan nípa bí Ìmúpadàbọ̀sípò Ọkàn àti Ẹdọfóró ṣe ṣe pàtàkì gẹ́gẹ́ bí ìtọ́sọ́nà láti gba ẹ̀mí là.

Ìtọ́sọ́nà Ìmúpadàbọ̀sípò Ọkàn àti Ẹdọfóró ní WAZOBIA yìí pèsè àkọsílẹ̀ ìgbésẹ̀ pẹ̀lú ìtóka lori bí a ṣe lè ṣe le fún àwọn àgbàlagbà, àwọn ọmọdé, àti àwọn ọmọ ọwọ́ ní èémí, àti bí a ṣe lè ṣàkóso àwọn ti okan won da ise sile tabi ti duro lojiji, Eyi ni idi ti ìwé yìí fi jẹ́ oríṣìíríṣìí àkọsílẹ̀ fún àwọn ọ̀nà tí angba lati gba ẹ̀mí là kuro ninu idase sile okan lojiji.

ORI KÌNNÍ

Ìbéèrè Tó Wòpò: Kí ni àwọn ìgbésẹ tí a gbọ́dọ̀ tẹ̀lé láti gba ẹmí là?

a. Ìdánimọ̀ lẹsẹkẹsẹ pé ọkàn ti dáwọ́ ise dúró (Cardiac arrest).

b. Bí ẹni náà kò bá dáhùn, pè ero imulewo awon osiṣẹ́ pàjàwìrì lẹsẹkẹsẹ.

c. Bẹ̀rẹ̀ CPR kíákíá, pẹ̀lú fífi àkíyèsí sí bi eni na se n mi ati bi àyà re se nlo soke ati sile nipa fifi owo te aya re.

d. Gbe owo le aya eni na ki o te lo sile fun igba bi ọgọ́rùn-ún sí ọgọ́fà larin (60- 100 compression and two rescue breathing) iseju kan. Leyin na,fe ategun si lati enu nipa ifenu ko enu, ri daju wipe ofi ika meji di iho imu re ni gba ti oba nfe ategun eemi si lati enu re si enu irufe eni be. Se bayii fun eni na ni igba - marun Okere tan. Eleyii yio fun eje ni anfani láti jẹ́ kí ẹ̀jẹ̀ máa ṣàn àti kí afẹ́fẹ́ máa lọ si okànàyà eni ti tí ọkàn bá dáwọ́ ise dúró lojiji.

e. Fi owo te aya re lo sile ni iwon injinsi meji (2 inch compression) ìn fún àgbà àti ọmọ kékè, àti ìnjinṣi kan àti àbọ̀ fún ọmọ tuntun.

f. Rí i dájú pé o fún ní ẹ̀emí meji lera lera leyin tio ba fi owo te aya re lo sile.

g. Ẹ̀emí kọọkan yẹ kí ó gba ìsẹjú-aaya kan sí méjì, kí o sì ri daju pe aya re wa pada soke nigba kookan ti o ba ti fi owo te lo sile.

h. Lo Ẹ̀rọ Amunibíni Itanna (Automated External Defibrillator) bí ó bá wà; bí kò bá sí, tẹ̀síwájú pẹ̀lú ìfọ̀kànsìn àyà títí ìrànlọ́wọ́ yóò fi dé.

Tálọ̀ lè ṣe Ìmúpadàbọsípò Ọkàn àti Ẹdọfóró ti o dawo ise duro Lojiji (CPR)?

Ẹnikẹ́ni lè ṣe Ìmúpadàbọ̀sípò Ọkàn àti Ẹdọfóró (CPR) bí wọ́n bá tẹ̀lé àwọn ìgbésẹ̀ tó wà nínú Ìtọ́nisọ́nà Ìmúpadàbọ̀sípò Ọkàn àti Ẹdọfóró ní WAZOBIA. Ebí, àwọn ọ̀rẹ́, àwọn ọmọ, àti àwọn ẹni-kọọkan tó wà la rowoto — kì í ṣe fún àwọn òṣìṣẹ́ iṣègùn nìkan. Ìṣe kíákíá láti ọwọ́ ẹni tó wà lẹ́gbẹ̀ẹ́ ẹni tó ní ìṣòro lè mú kí o ní àǹfààní púpọ̀ láti yè.

Ṣé ó jẹ dandan láti fi ẹnu ko enu fún ategun eemi nínú Ìmúpadàbọsípò Ọkàn àti Ẹdọfóró ti o da ise sile?

Àwọn tí owà níbẹ̀ tó ń ṣe Ìmúpadàbọ̀sípò Ọkàn àti Ẹdọfóró yẹ kí wọ́n fún ní èémí láàárín ìfọ̀kànsìn àyà (chest compression); eẹ̀mí se pàtàkì fún ara, pàápàá jùlọ fún ọpọlọ àti ọkàn. Ṣùgbọ́n, bí kò bá seese fun won lati se ifenukonu eemi, kí wọ́n máa tẹ̀síwájú pẹ̀lú ìfọ̀kànsìn àyà (chest compression) nìkan títí ìrànlọ́wọ́ yóò fi dé.

Gẹ́gẹ́ bí Song, Ki, Park, Song àti Shin (2023) ṣe sọ, Ìjọba Ẹgbẹ́ Ọkàn Amẹ́ríkà (AHA) dábàá pé kí wọ́n máa tọju ọ̀nà afẹ́fẹ́ tó ṣí, ìmúpọ̀ afẹ́fẹ́, àti ìmúlòye ọkàn nígbà Ìmúpadàbọ̀sípò Ọkàn àti Ẹdọfóró (CPR). Fífúnni ní èémí nígbà tí wọ́n bá ń ṣe Ìmúpadàbọ̀sípò Ọkàn àti Ẹdọfóró máa ń jẹ́ kí ẹ̀jẹ̀ rí afẹ́fẹ́ ósíjìn gbà, ó sì máa ń jẹ́ kí àwọn sẹ̀ẹli inú ara ṣiṣẹ́ dáadáa. Èémí láàárín igbati a ban se ifokansin aya (chest compression) jẹ́ pàtàkì fún imupadabosipo okan ti o da ise sile.

Ṣé ṣiṣe Ìmúpadàbọsípò Ọkàn àti Ẹdọfóró máa ń fa ìfarapa tó lè bi ?

Ọ̀kan lára àwọn ọ̀nà tó dara jùlọ ni pé kí àwọn tó wà nítòsí pè fún ìrànlọ́wọ́ pàjáwìrì, kí wọ́n sì bẹ̀rẹ̀ sí ṣe ìfọ̀kànsìn àyà. Gẹ́gẹ́ bí Skelton, Templeton, Dang Guay, MacInnes àti Clegg (2024) ṣe sọ, ìtẹ̀sílẹ̀ àyà(chest compression) yóò mú kí àǹfààní láti yé túbọ̀ pọ̀ sí i. Ṣùgbọ́n, kò dájú pé gbogbo ènìyàn yóò yé pẹ̀lú ìfọ̀kànsìn àyà.

Èdá lè ní irírí Egungun kikan tabi egun ki of oni efoha ati ribu àti aìlera odi àyà nítorí titẹ̀ lo soke sile nígba Ìmúpadàbọ̀sípò Ọkàn àti Ẹdọfóró (CPR); èyí lè yọrí sí ìdènà pátápátá nínú iṣẹ́ okan lati mi gerege , tó sì lè yọrí sí ìṣòro ìlera tó nira (Comanici, Farmidi, Bhudia, àti Anikin, 2022; Al Nouh et al., 2024).

ORI KEJÌ

Ìdákẹ̀j Okan / Ẹni tí kò dáhùn: Kí ni láti ṣe?

- Ṣàyẹ̀wò ayíka rẹ, dájú pé ó dáa láti ṣe ìrànlọ́wọ́.

- Fọ́wo kan ni ejika eni na bi o ba je agbalàgbà, wí pé: "Ṣé o wà dáadáa?" Bí kò bá dáhùn, pè fún ìrànlọ́wọ́, kí o sì wá Ẹ̀rọ Amunibíni Itanna **wo Àwòrán Kíní.**

- Kunlẹ lẹ́bàá ẹni náà, kí o sì fi eyin ẹni náà lè le órí ilẹ̀ tó te, tió sì pẹlẹbẹ pelu pelepele ni kio se eyi.

- Ṣàyẹ̀wò fún ìpamọ́ ẹ̀jẹ̀ lórí ọ̀fun carotid – wo bóyá àyà re ń rú soke tàbí sile. Otun le fi owo kan eemi ti o n jade ninu iho imu re , tabi ki o fi owo kan leba orun ati orun-owo boy eni na si un mi tabi ko mi mo. Gbìyànjú láti fìyànjúìpamọ́ ẹ̀jẹ̀ lórí ọ̀fun ní àkókò kan naa, kò gbọdọ̀ ju ìṣẹ́jú- aayá mẹ́wàá lọ **wo Àwòrán kéjì**

- Bí kò bá sí ìpamọ́ ẹ̀jẹ̀ àti afẹ́fẹ́ tó han, ẹni tó wà níta yẹ kí ó bẹ̀rẹ̀ pẹ̀lú ìfọ̀kànsìn àyà ọgbọ̀n àti fún ẹ̀mí méjì (lákòókò mímu afẹ́fẹ́, yíyí orí, kí o sì gbe àpá ẹ̀yìn soke). **wo Àwòrán Karùn-ún.**

- Rí i dájú pé o fún ní ẹ̀mí méjì láàárín ogbon ìfọ̀kànsìn àyà (30 chest compression).

- Eemí kọọkan yẹ kí ó tó ìṣẹ́jú-aayá kan; ṣọ́ra kí o sì rí i pé àyà ń rú soke pẹ̀lú ẹ̀mí kọọkan, kí o sì gba afẹ́fẹ́ náà kúrò kí o tó fún eemí kejì..

- Bí àyà kò bá rù soke pẹ̀lú eẹ̀mí àkọ́kọ́, gbe agbon (chin) eni na soke lati te ori re si eyin die kí o sì rí i dájú pe, odi iho imu re pelu ika meji kí o tó fe eẹ̀mí kejì si enu nirufe eni be.

- Ìsọ̀kan ìfọ̀kànsìn àyà yẹ kí ó jẹ́ ìfọkànsìn ọgọrun-ún sí ọgọ́fà àyà ní ìṣẹ́jú kọọkan

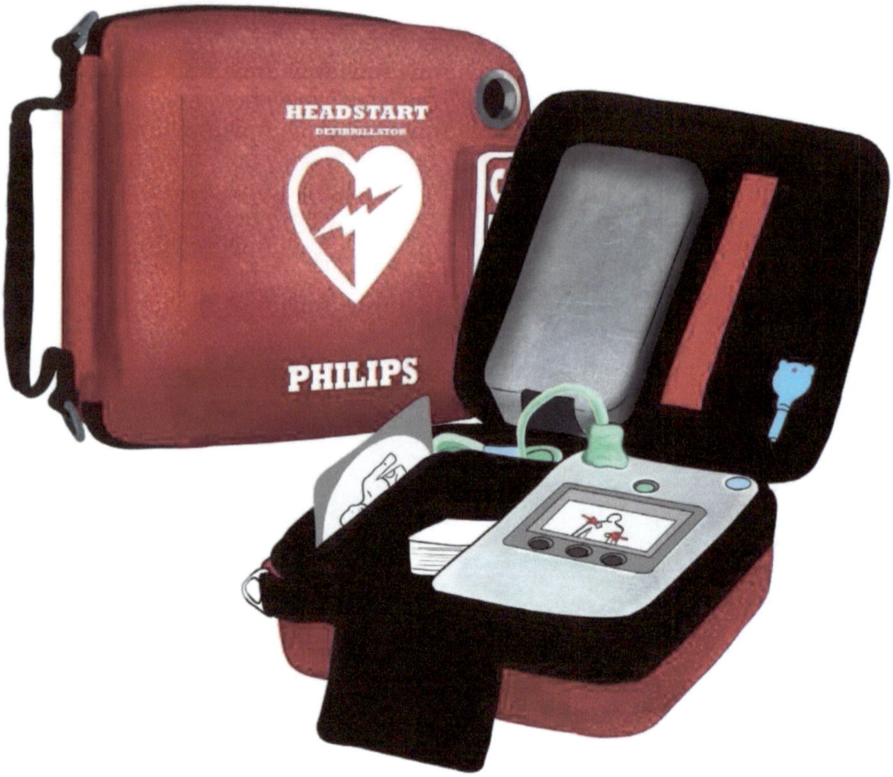

Àwòrán Kìnní: Ẹrọ Amunibíni Itanna

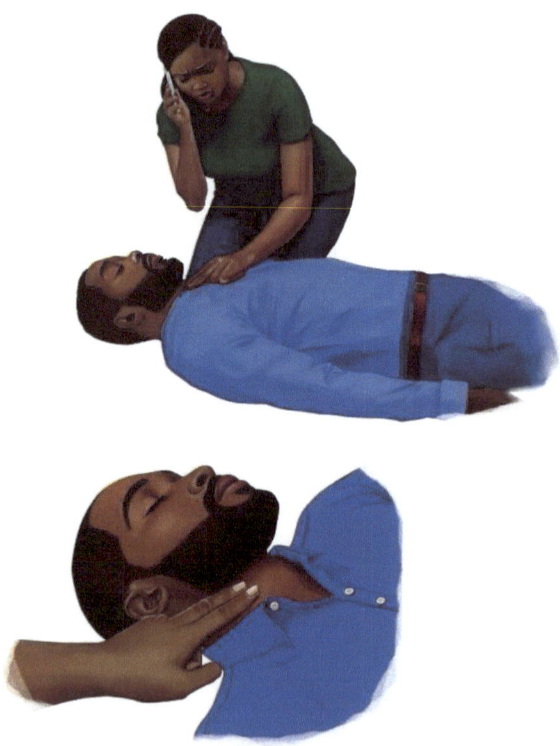

Àwòrán Kéjì: Ṣàyẹwò fún ìpamọ́ ẹjẹ̀ lórí ofun carotid, kí o sì wo bóyá àyà ń rú soke tàbí kọ ru.

Ṣètò ipo ẹni náà àti ti ara rẹ.

- Nígbà tí o bá ti kíyèsi i pé ẹni náà kò mí tàbí pé àyà rẹ̀ kò dìde, kúnlẹ̀ lẹ́gbẹ̀ ẹni náà, kí o sì bẹ̀rẹ̀ ìfọ̀kànsìn àyà (chest compression).
- Fi àpá ọwọ́ rẹ kan lórí ààrín àyà ẹni náà, kí o sì so ìka ọwọ́ rẹ pọ̀. **Wo Àwòrán Kẹrin**

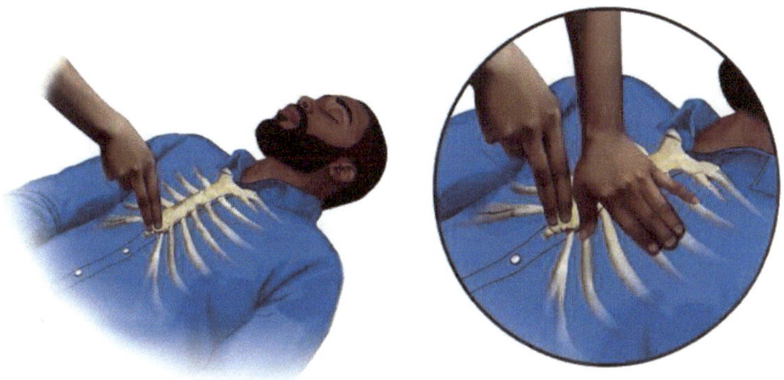

Àwòrán Kẹta: Fi ọwọ́ sí ààrín àyà, ní apá ìsàlẹ̀ bi o ti nri ninu aworan yi

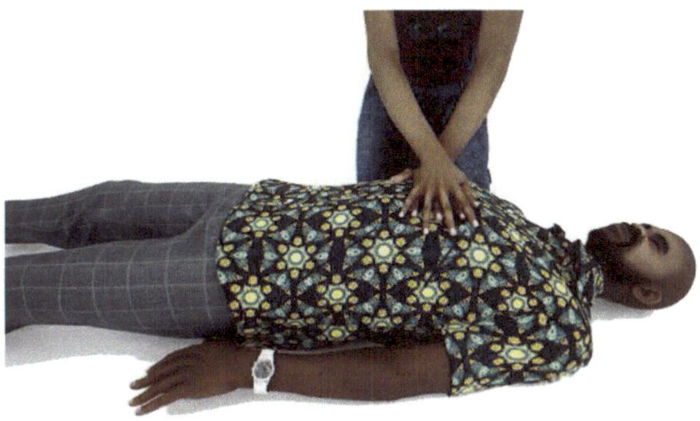

Àwòrán Kẹrin: Bẹ̀rẹ̀ ìfọ̀kànsìn: Kéré tán, sentimẹ́tà márùn (5 cm)

Nígbà tí o yẹ kí a dúró:

- Bí aláìsàn na ba ti laju saye, tabi ti oni oye ohun ti ohun sele si Agbodo dawo ìfọ̀kànsìn aya (chest compression) dúró.
- Ṣùgbọ́n, tẹ̀síwájú pẹ̀lú mímú afẹ́fẹ́ ìgbàlà bí ìpamọ́ ẹ̀jẹ̀ bá wà, ṣùgbọ́n kò sí afẹ́fẹ́. **Wo Àwòrán Kẹ̀tàdínlógún:** fún ìmọ̀ nípa ìpo ẹni náà láti fún ní mímú afẹ́fẹ́ ìgbàlà.

Àwọn ènìyàn méjì tí ń ṣe Ìmúpadàbọ̀sípò Ọkàn ati Ẹdọfóró fún àgbàlagbà:

Tí àwọn ènìyàn méjì bá wà níbi ìṣẹ̀lẹ̀ láti ṣe ìfọ̀kànsìn aya(chest compression) fún ẹni tí kò dáhùn, ó ṣe pàtàkì kí wọ́n tẹ̀lé ìtọ́sọ́nà tó dájú gẹ́gẹ́ bí pe enika pere nà niwon. , àyàfi pé nínú ọ̀rọ̀ yìí, ẹni kìnní yóò ṣe ìfọ̀kànsìn àyà mẹ́tàlélọ́gọrin (30), ẹni kejì yóò sì fún ní eẹ̀mí méjì lẹ́yìn ìfọ̀kànsìn àyà kọọkan. **Tẹ̀lé àwọn ìgbésẹ̀ yìí:**

- Ẹni kìíní yẹ kí ó bẹ̀rẹ̀ ìfọ̀kànsìn àyà.
- Fi ọwọ́ méjì sórí ààrín àyà (apá ìsàlẹ̀ ti òkè àyà), gbe ọwọ́ kan lórí ekeji. **(Wo àwòrán Kẹrin)**
- Ṣe ìfọ̀kànsìn mẹ́tàlélọ́gọrin (30) pẹ̀lú ijinlẹ̀ tó kere tán ìnjinṣì méjì (séntímítà márùn-ún).
- Tẹ̀síwájú pẹ̀lú ìfọ̀kànsìn tó pọ̀ tó ọgọrun-un sí ọgọ́fà (100–120) ní ìṣẹ́jú kan.
- Lẹ́yìn ìfọ̀kànsìn kọọkan, jẹ́ kí àyà náà gbé soke pátápátá kí o tó tẹsíwájú.
- Jẹ́ kí àyà náà gbé soke láàárín ìfọ̀kànsìn jẹ́ kókó.
- Ó ràn lọ́wọ́ láti fi ẹ̀jẹ̀ kun ọkàn, tó máa jẹ́ kí ìfọ̀kànsìn tó tẹ̀lé le ṣiṣẹ́ dáadáa ní fífi ẹ̀jẹ̀ ràn àwọn ohun èlò ara pàtàkì lọ́wọ́.
- Lẹ́yìn ìfọ̀kànsìn kọọkan, jẹ́ kí àyà gbé padà soke ní ìmúra pátápátá.

Fún eemí ìgbàlà (ẹni kejì).

- Fi atelewo ọwọ́ rẹ lelẹ̀ lórí ààrín àyà kí o sì ṣí ona-ọ̀fun nipa gbigbe lori soke die .
- Fún ni eẹ̀mí mejì ẹnu-sẹnu tàbí kio lo aso ilewo kekere (clean handkerchief) ti ogba ategun laye lati koja si enu irufe eni be.
- Àyà yẹ kí ó rù soke pẹ̀lú eẹ̀mí kọọkan, tó sì jẹ́ pé eẹ̀mí kọọkan yẹ kí ó gba ìṣẹ́jú-aayá kan.
- Ṣọ́ra kí o má ṣe se aseju de bi wipe yio wa re iwo na.
- Ní gbogbo ìṣẹ́jú méjì (ìfọ̀kànsìn ọgbọ̀n àti eemí míjì fún ìyípo márùn-ún), ẹni tó wà níbẹ̀ yẹ kí ó yípo iṣẹ́ kí a lè yàgò fún ìrora ara. Ẹni tó ń ṣe ìfọkànsìn yẹ kí ó kede ìyípadà náà.
- Dá àwọn ìdínkù ìfọ̀kànsìn dúró fún ìṣẹ́jú-aayá mẹ́wàá tàbí kí o tọ́jú ẹni náà sí ibi tó yẹ fún ìrànlọ́wọ́ tó péye.

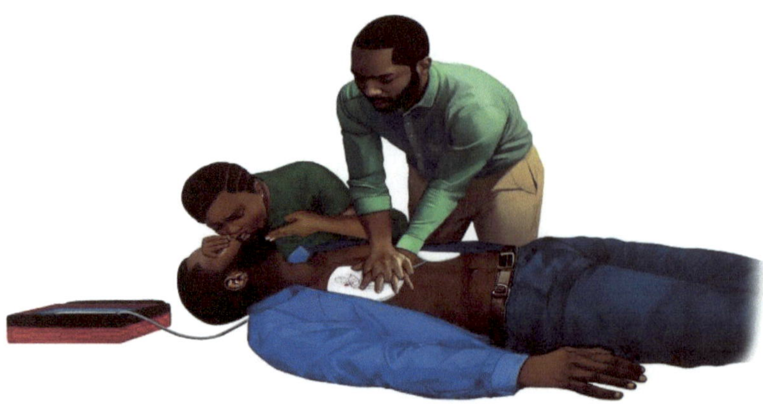

Àwòrán Karùn-ún: Àwọn ènìyàn méjì tó wà lẹ́gbẹ̀ẹ́ ẹni tó kò dáhùn ṣńe ìfọ̀kànsìn.

ORÍ KẸTA

Ìtọ́sọ́nà Ìgbese-Sí-Ìgbes Nípa Ìmúpadàbọ̀sípò Ọkàn ati Ẹdọfóró fún Ọmọde (Láti ọdún kan sí ìgbà ìbínú)

Bí Ọmọde ko ba Dahun mo:

Ó yẹ kí ẹnì kan tó wà níbẹ̀ rọra fọwọ́ kan ejìká ọmọ náà, kí ó sì paríwọ̀ lẹ́ẹ̀kan pé, "Ṣé o wà dáadáa?" Kí ó sì ṣàyẹ̀wò bóyá ó ń mí tàbí bóyá àyà rẹ̀ lo soke tabi lo sile.

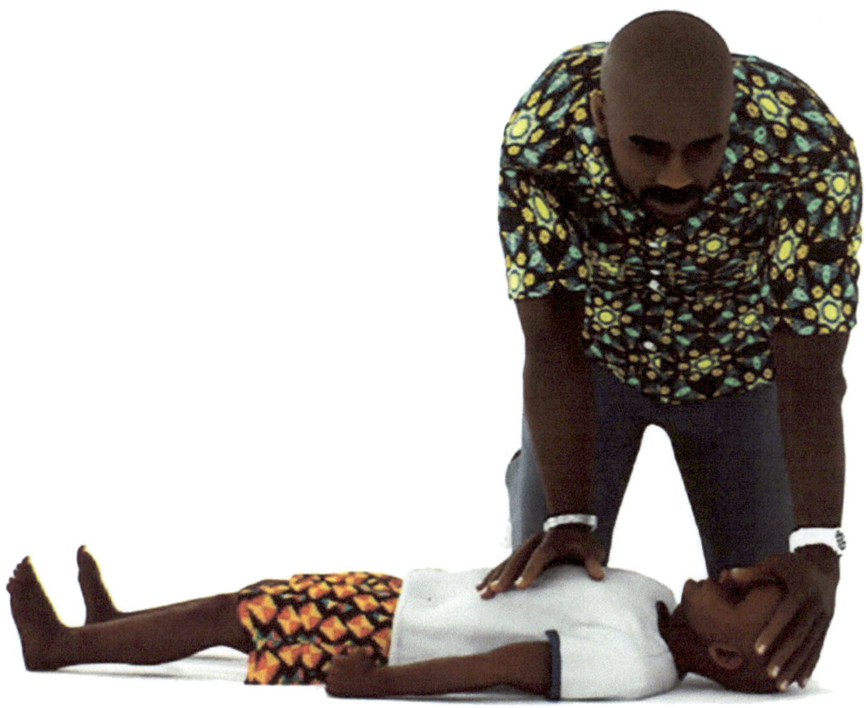

Àwòrán Kẹfà: Nígbà tí kò bá sí ìpamọ́ ẹjẹ tàbí afẹ́fẹ́/àyà kò rú, pe fún ìrànlọ́wọ́ tàbí yàn ẹnikan láti pe, kí o sì bere fún Ẹ̀rọ Amunibíni Itanna.

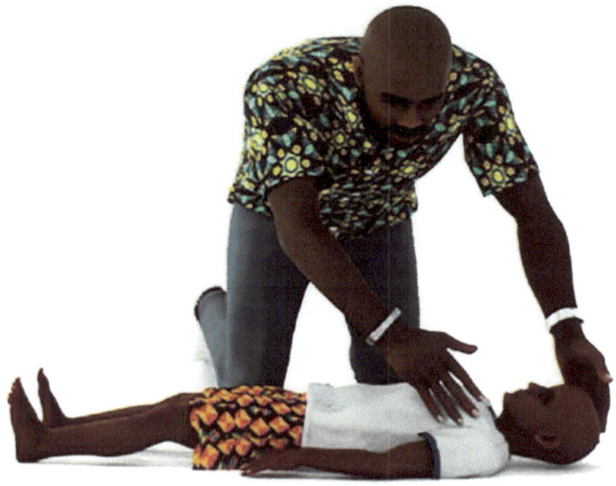

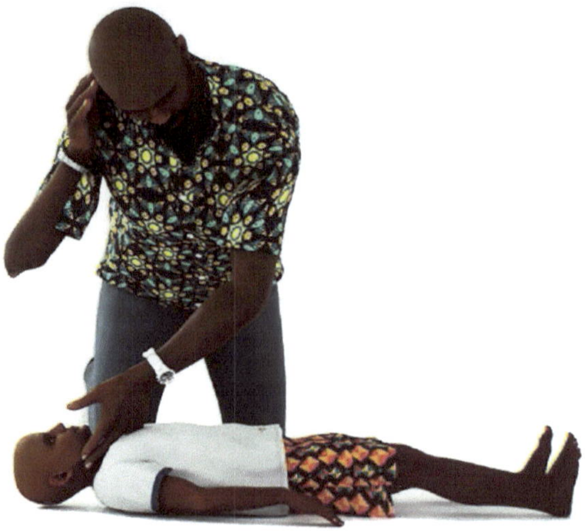

Àwòrán Kéje: Ibi tí a ti li ṣàyẹ̀wò ìpamọ́ ẹjẹ – Ọnà Ẹjẹ̀ Karọtídì (carotid)

- Ṣàyẹ̀wò fun carotid fún ìpamọ́ ẹjẹ, afẹ́fẹ́, àti ìrù àyà ní ìsọdọtun.
- Nígbà tí ó bá ti dájú pé ọmọ náà kò ní ìmí tàbí kò ní ìpamọ́ ẹ̀jẹ̀, bẹ̀rẹ̀ ìfọ̀kànsìn àyà lẹ́sẹ̀kẹsẹ.

Bẹrẹ̀ ìfọkànsìn

- Te ọmọ náà lórí ilẹ tó te, tó se pẹlẹbẹ ní ẹyìn.
- Láti mura sílẹ̀ fún ìfọ̀kànsìn, kunlẹ̀ lẹ́bàá àyà ọmọ náà.
- Bẹ̀rẹ̀ ìfọkànsìn pẹlú fífi ìtòjú ọwọ́ rẹ sórí ààrín àyà (apá ìsàlẹ̀ ti òkì ìkòkò).
- Àkíyèsí: Láti ṣe ìfọ̀kànsìn, lo ọwọ́ kan tàbí meji gégé bí ìwọn ọmọ náà ṣe rí.
- Fí ìtòjú ọwọ́ kan sórí ààrín àyà n í kikọkì sílẹ̀ labẹ́ ìlà àyà. Tó bá jẹ́ ọmọ tó tóbi jù, lo ọwọ́ meji
- gégé bí wọ́n ṣe máa ń ṣe fún àwọn àgbàlagbà. Tẹ̀ sílẹ̀ pẹ̀lú iyára fún ìṣẹ́jú míjì (fún ìyípo márùn-ún) ní ìfọ̀kànsìn ọgọ́rùn-ún sí ọgọ́fà.

- Ijinlẹ̀ ìfọ̀kànsìn: Kéré tán injinsi mẹ́ta jinlẹ̀ àyà (ìnsi míjì tàbí síntímítà márùn-ún).
- Ìye: Ìfọ̀kànsìn ọgọ́rùn-ún sí ọgọ́fà ní ìṣẹ́jú kọ̀ọkan.
- Àdáhùn: Jẹ́ kí àyà kó gbogbo rẹ̀ padà sí ipo rẹ̀ láàárín ìfọ̀kànsìn.
- Ṣí ilí-ọ̀fun: Tú orí ọmọ náà kí o sì lé apá ẹyìn soke kí o tó fún ní ẹ̀mí.
- Fún ẹ̀mí míjì pẹ̀lú ẹrọ ìmú afẹ́fẹ́ tàbí ẹnu-sẹnu.
- Ẹemí kọ̀ọkan yẹ kí ó gba ìṣẹ́jú-aayá kan kí àyà lè rú soke dájú.
- Tẹsíwájú pẹlú ìfọ̀kànsìn àyà fún ọmọ náà títí tí a ó fi rí ìmupadabosipo aya, bíi ìpamọ́ ẹjẹ, afẹ́fẹ́, ìrìbọmi, tàbí tí àwọn aṣojú ìrànlọ́wọ́ pàjáwìrì bá dé.

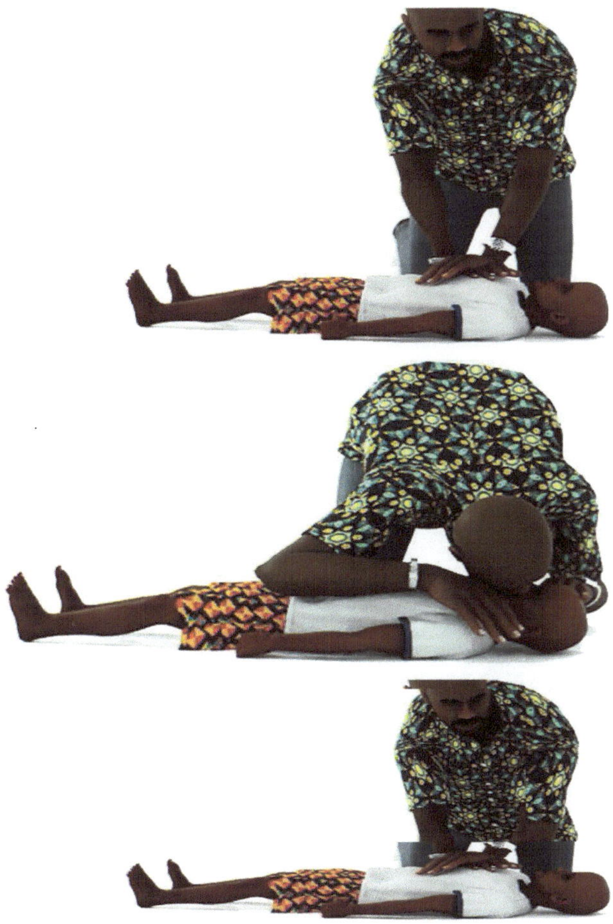

Àwòrán Kẹjọ: Ṣe ìfọ̀kànsìn ọgbọn àti fún ẹ̀mí méjì.

Bí ẹni méjì bá wà pẹlú, tẹlé àwọn ìgbésẹ tó wà ní isalẹ.

Ṣàyẹ̀wò àyíká rẹ fún ààbò

Kí ẹnikan tó wà níbẹ rọra fọwọ́ kan ijìká ọmọ náà, kí ó sì pariwo lẹ́ẹ̀kan, 'Ṣé o wà dáadáa?' Kí ó sì ṣàyẹ̀wò bóyá ó ń mí tàbí bóyá àyà rẹ ń gòke.

Pe fún ìrànlọ́wọ́.

Ṣàyẹ̀wò ọ̀fun carotid fún ìpamọ́ ẹ̀jẹ̀ àti ìrù àyà láti ṣe àyẹ̀wò afẹ́fẹ́ ní àkókò kan náà; nígbà tí ó bá jẹ́ pé ọmọ náà kò ń mí afẹ́fẹ́ tàbí kò ní ìpamọ́ ẹ̀jẹ̀, bẹ̀rẹ̀ ìfọ̀kànsìn lẹ́sẹ̀kẹsẹ.

Bẹ̀rẹ̀ ìfọ̀kànsìn

- Bẹ̀rẹ̀ ìfọ̀kànsìn pẹ̀lú ìbáṣepọ̀ ìfọ̀kànsìn sí ìmúnibíni: mẹ́ẹ̀ẹ́dógún sí meji.
- Ẹni tó wà ní ipo kíní yẹ kí ó bẹ̀rẹ̀ ìfọ̀kànsìn mẹ́ẹ̀ẹ́dógún.
- Ẹni kejì yẹ kí ó fún ní ẹ̀mí meji nípa yíyí orí àti lí lifting apá ẹ̀yìn soke láti ṣí ilí-ọ̀fun.
- Fún ẹ̀mí meji pẹ̀lú ẹrọ àpò àfẹ́fẹ́ tàbí ẹrọ ìmú afẹ́fẹ́ lẹ́yìn ìfọ̀kànsìn mẹ́ẹ̀ẹ́dógún.
- Fún ẹ̀mí meji kí o sì ṣàkíyèsí ìrù àyà.
- Tẹ̀síwájú pẹ̀lú ìfọ̀kànsìn láìdákẹ́ fún ìṣẹ́jú méjì; fún ìfọ̀kànsìn mẹ́ẹ̀ẹ́dógún àti ẹ̀mí meji fún ìyípo márùn-ún ní iye ọgọ́rùn-ún sí ọgọ́fà ní ìṣẹ́jú kọọkan.

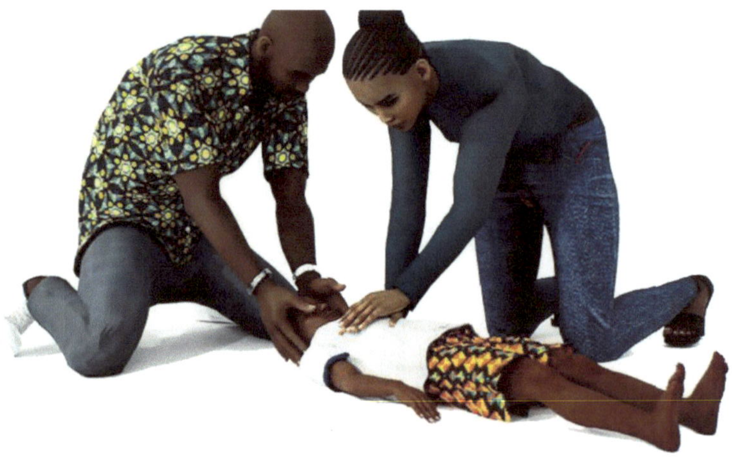

Àwòrán Kẹ́sán: Ẹni kan ń ṣe ìfọ̀kànsìn lórí ọmọ àti ẹni kejì ń fún ní ẹ̀mí.

- Lò Ẹ̀rọ Amunibíni Itanna (AED) (bí ó bá wà).
- Tí Ẹ̀rọ Amunibíni Itanna bá wà, tan-an, kó o sì tẹle ìtọ́ni tí wọ́n fún ẹ.
- Fi àwọn àpàdà Ẹ̀rọ Amunibíni Itanna tó yẹ fún ọmọde (tàbí àpàdà àgbàlagbà tí kò bá sí àpàdà ọmọde) sára ọmọ náà nígbà tí ohùn tẹ̀li ìkìlọ̀ tàbí bí ìtọ́ni bá ṣe sọ.
- Rí i dájú pé kò sí ẹni tó fọwọ́ kan ọmọ náà nígbà tí Ẹ̀rọ Amunibíni Itanna bá ń ṣàyẹ̀wò bí ọkàn ṣe ń lu, tí Ẹ̀rọ Amunibíni Itanna bá sì ti sọ fún wọn pé kí wọ́n ṣe ìmìtìtì ọkàn, kí wọ́n sì bẹ̀rẹ̀ sí ṣe Ìmúpadàbọ̀sípọ̀ Ọkàn ati Ẹdọfóró lẹsẹkẹsẹ

ÒRÌ KẸRIN

Bí Ọmọdé Kò Ba Dáhùn: Ìfọ̀kànsìn Ẹlẹ́rìí Kan Lórí Ọmọdé (Ọdún 0 sí 1)

- Ṣàyẹ̀wò àyíká rẹ fún ààbò.
- Ẹni tó wà nítòsí yẹ kí ó fi ọwọ́ rẹ kan ẹsẹ̀ ọmọ náà. Bí kò bá sí ìdáhùn, pe fún ìrànlọ́wọ́ kí o sì bere fun Ẹ̀rọ Amunibíni Itanna

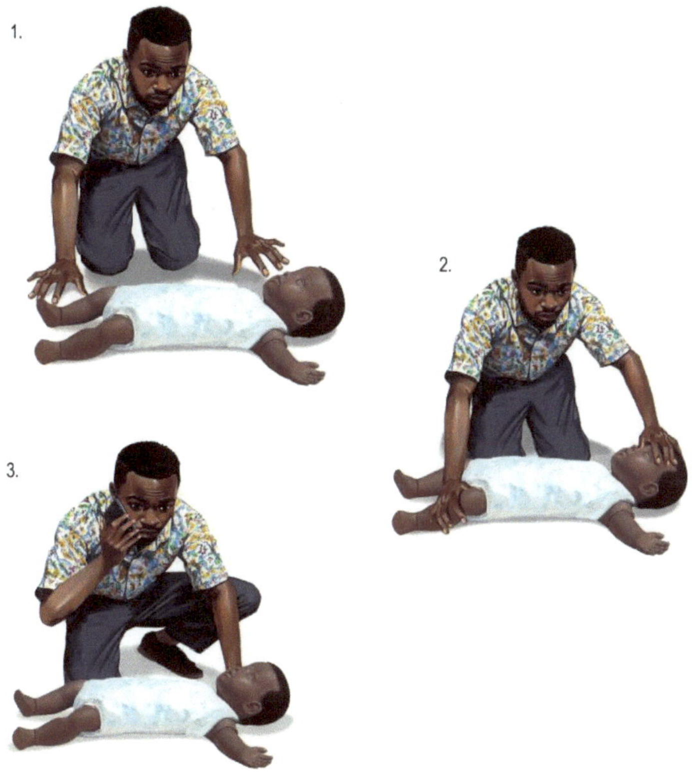

Àwòrán Kẹ́wàá: Àwòrán Mẹ́wàá: Ọmọ tí kò dáhùn, ṣàyẹ̀wò ìpamọ́ ẹ̀jẹ̀, kí o sì pe fún ìrànlọ́wọ́.

Ìpò Ọwọ́ fún Ṣàyẹ̀wò ìpamọ́ ẹ̀jẹ̀ (Pulse Check Hand Placement:

Ṣàyẹ̀wò ìpamọ́ ẹ̀jẹ̀ pẹ̀lú fífi ìka méjì sí ọ̀nà ẹ̀jẹ̀ brachial tó wà ní apá abẹ́nú ọ̀tún ọmọ náà, láàárín ìgbáròkó àti èjìká. Lẹ́yìn náà, ṣàyẹ̀wò bí afẹ́fẹ́ ṣe ń wọlé tàbí bí àyà ṣe ń rù.

- Nígbà tí kò bá sí ìpamọ́ ẹ̀jẹ̀ tó pé ní ìṣẹ́jú mẹ́wàá tàbí tí ìpamọ́ ẹ̀jẹ̀ bá ju ọgọ́fà lọ ní ìṣẹ́jú kọọkan pẹ̀lú àmì àìlera, bẹ̀rẹ̀ CPR tàbí tí o bá ní ìdàmẹ́wàá, bẹ̀rẹ̀ ìfọ̀kànsìn àyà lẹ́sẹ̀kẹsẹ.
- Kan fún ìpamọ́ ẹ̀jẹ̀ ní ọ̀fun brachial — inú àyà tó wà láàárín ìkòkò àti ijìká.

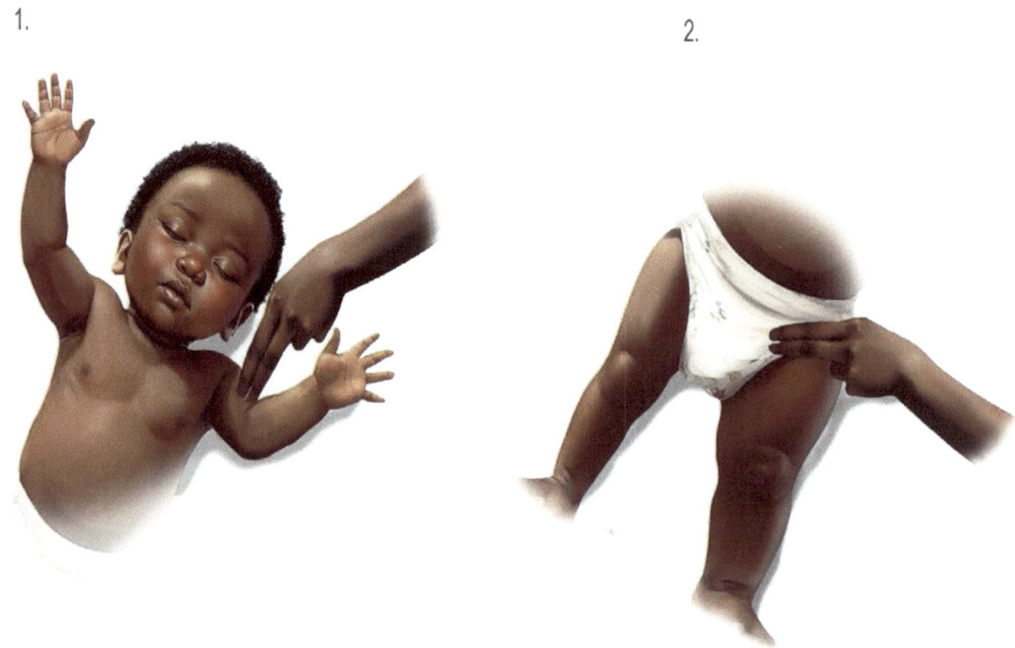

Àwòrán Mọ̀kànlá: Ṣàyẹ̀wò ìpamọ́ ẹ̀jẹ̀ brachial àti fimòràl

Bẹrẹ Ìfọ̀kànsìn: Ẹnikan n ṣe ìfọ̀kànsìn

- Bí o bá wà nìkan, ṣe CPR fún ìṣẹ́jú méjì kí o tó lọ láti pe Ìdáhùn Pajawiri àti láti gba AED.
- Bẹrẹ̀ ìfọ̀kànsìn pẹ̀lú ìka méjì lórí àárín àyà. Iwọn ìfọ̀kànsìn: Kiri ju ọ̀kẹ́ta ti ìtòlẹ́yìn àyà (ìnṣì kan àti àbọ̀ tàbí síntímítà mẹrin).
- Pẹ̀lú ìfọ̀kànsìn, ṣàkíyèsí kí àyà fi ìpẹ̀yà hàn.
- Iye: ìfọ̀kànsìn ọgórùn-ún sí ọgọ́fà ní ìṣẹ́jú kọọkan.
- Jẹ́ kí àyà pẹ̀lú ìpẹ̀yà dáadáa láàárín ìfọ̀kànsìn.
- Yí orí sí apa, kí o sì gbe àpá ẹ̀yìn soke láti fún ní ẹ̀mí nígbà tí o sì ń ṣàkíyèsí àyà tó ń rù nígbà tí ẹ̀mí kọọkan bá wọ̀lú.
- Tẹ̀síwájú pẹ̀lú ìfọ̀kànsìn ọgbọ̀n àti fún ẹ̀mí méjì fún ìbáyi marun fún ìṣẹ́jú méjì títí di àkókò tí ẹni náà fi ní ìdákẹ́jẹ́.
- Lo AED lẹ́sẹ̀kẹsẹ bí ó bá wà tàbí tí ìrànlọ́wọ́ iṣoogun bá dé.

Bí ó bá wà, tan AED kí o sì tẹ̀lé ìtọnisọ́nà

- Lo àwọn pad pediátríkì bí ó bá wà (tàbí pad àgbàlagbà tí ó bi o ba wa, fi ọkan sí àyà àti ọkan sí ẹ̀yìn).
- Bí a bá sọ pé kí o fún ní ẹ̀rù, jẹ́ kó jìnà sí ọmọ náà kí o sì fi ẹ̀rù náà.
- Tẹ̀síwájú pẹ̀lú CPR lẹ́sẹ̀kẹsẹ̀ lẹ́yìn ẹ̀rù

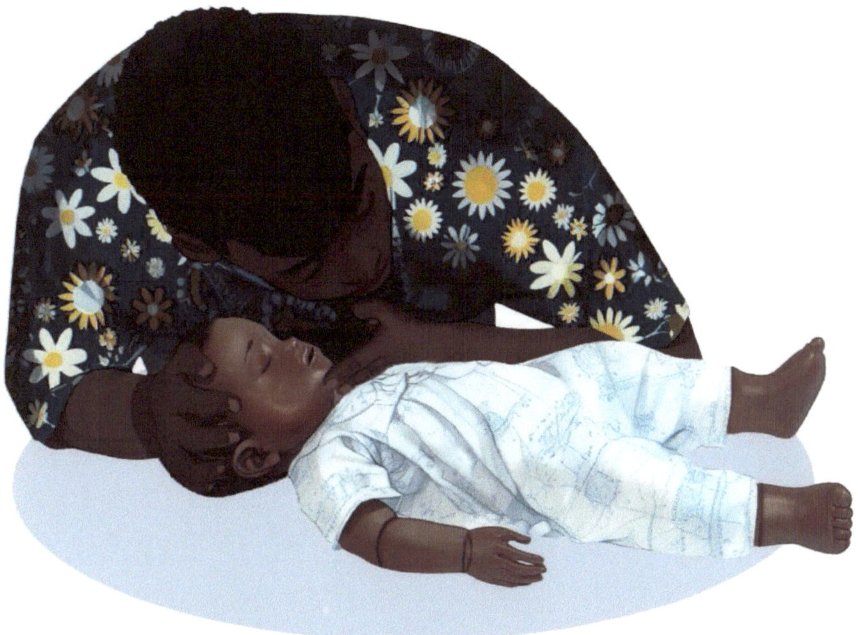

Àwòrán Kéjìlá: Wò àyà tó ń rù lórí ọmọ tí kò dáhùn

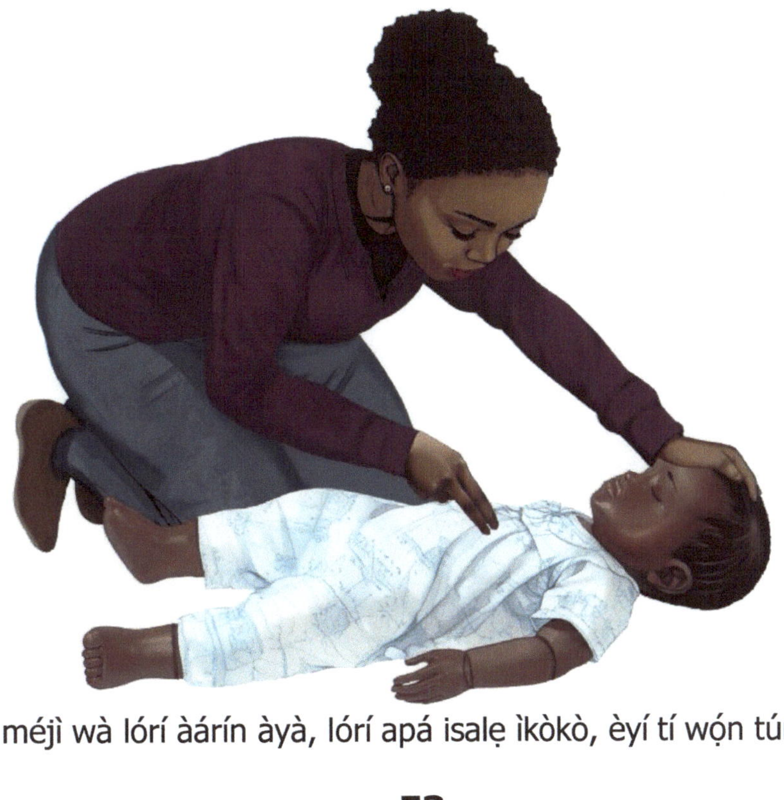

Àwòrán Kẹtàlá: Ìka méjì wà lórí àárín àyà, lórí apá isalẹ̀ ìkòkò, èyí tí wọ́n tún mọ̀ sí sternum.

1.

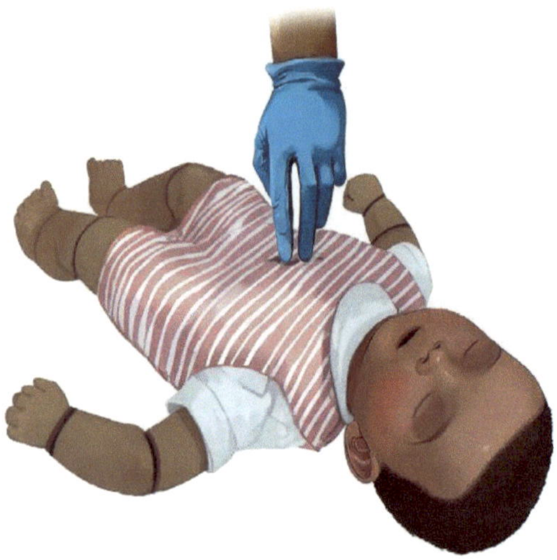

2.

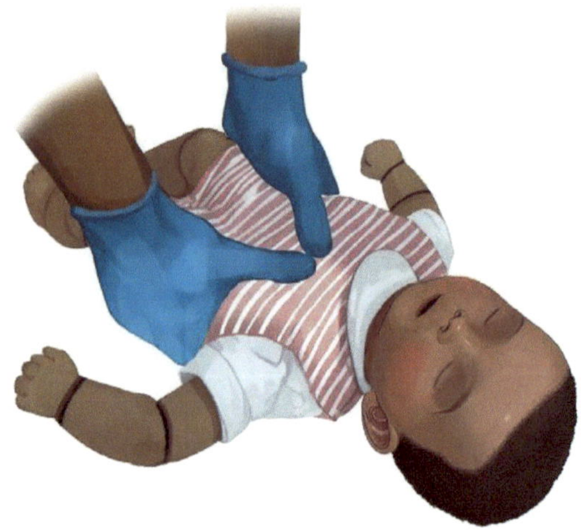

Ìmọ̀ ọnà ìfọkànsìn àtẹ́gbẹmejì (ẹni mijiijì nṣe iranlọwọ) – àwọn ìka mijiijì lórí àyà, ìka ọwọ́ yíká ẹyìn.

Ìfọ̀kànsìn pẹ̀lú àwọn ènìyàn méjì

- Ṣàyẹ̀wò àyíká rẹ fún ààbò.
- Ẹni tó wà nítòsí yẹ kí o fi ọwọ́ rẹ mọ́ ẹsẹ̀ ọmọde náà. Bí kò bá sí ìdáhùn, pe fún ìrànlọ́wọ́ kí o sì biìrì Ẹ̀rọ Amunibíni Itanna (AED).
- Ṣàyẹ̀wò ìpamọ́ ẹ̀jẹ̀ pẹ̀lú fífi ìka méjì sí ọ̀fun brachial tó wà ní apá abẹ́nú apá ọ̀tún ọmọ náà, láàárín ìgbárọ̀kó àti ijìká, kí o sì ṣàyẹ̀wò afẹ́fẹ́ tàbí ìrù àyà ní pẹ̀lú.
- Nígbà tí kò bá sí ìpamọ́ ẹ̀jẹ̀ tó li ní ìṣẹ́jú mẹ́wàá tàbí tí ọmọ náà bá ní ìdàmẹ́wàá, bẹ̀rẹ̀ ìfọ̀kànsìn àyà lẹ́sẹ̀kẹsẹ.
- Pe fún ìrànlọ́wọ́ kí o sì biìrì fún Ẹrọ Amunibíni Itanna (AED)

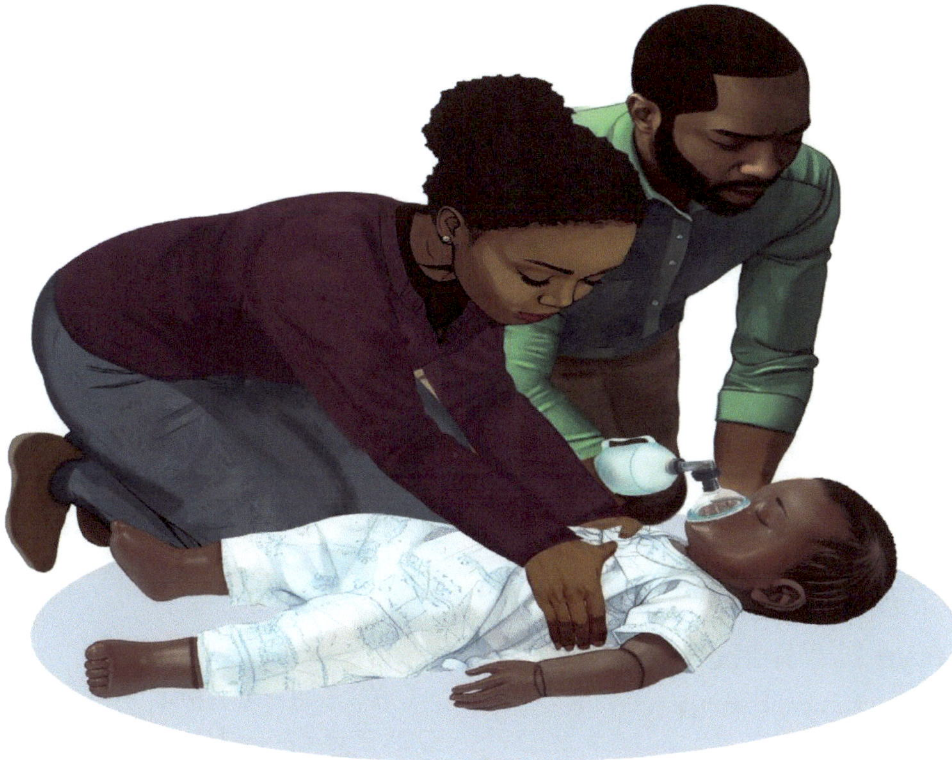

Àwòrán Kẹ̀rìnlá: Àwọn iniyàn mijiiji ń ṣe ìfọ̀kànsìn àti fún ẹ̀mí sí ọmọ tó kò dáhùn.

Wo àwòrán náà

Fí ìka míjì sí àárín àyà, lẹ́sẹ̀kẹsẹ̀ ní isàlẹ̀ ila àyà (nipples), lórí egungun àyà (sternum). Tàbí lo ọwọ́ kan yí àyà ká, gẹ́gẹ́ bí ó ṣe hàn nínú àwòrán.

- Ẹni kan ṣe ìfọ̀kànsìn mẹ́ẹ̀ẹ́dógún (15 chest compression).
- Iwọn ìfọ̀kànsìn: Kí ó tó kọjá ìwọn ọ̀kẹ́ta nínú ìjìnlẹ̀ àyà (fífi ìwọn inṣì kan tàbí sẹ́ńtímítà mẹ́rin).
- Lẹ́yìn ìfọ̀kànsìn mẹ́ẹ̀ẹ́dógún, ẹlòmíràn fún ẹ̀mí mejì pẹ̀lú ẹrọ ìmú afẹ́fẹ́ tàbí ẹnu fún ẹnu.
- Tẹ̀síwájú fún ìṣẹ́jú méjì, tó jẹ́ ìbáyí marun ti ìfọ̀kànsìn.
- Ní ìwọ̀n 100 sí 60 ìfọ̀kànsìn ní ìṣẹ́jú kan.
- Ṣàyẹ̀wò ìpèyà àyà lẹ́yìn gbogbo ìfọ̀kànsìn.
- Ṣàkíyèsí àyà tó ń rù pẹ̀lú ẹ̀mí kọọkan.
- Tẹ̀síwájú pẹ̀lú ìfọ̀kànsìn títí ọmọ náà fi gbé ara rẹ̀, tàbí tó bá ń mi, tàbí tó bá fi hàn pé ó wà láàyí, tàbí tí o bá rẹ́.

ORÍ KARÙN-ÚN

Ṣíṣe Ìfọ̀kànsìn lórí obìnrin tó lóyún

Nígbà tí obìnrin tó lóyún bá di ẹni tí kò dáhùn, tẹ̀lé àwọn ìgbésẹ̀ tó jọra tí a máa ń tẹ̀lé fún àgbàlagbà: Ṣàyẹ̀wò fún ìpamọ́ ẹ̀jẹ̀ àti mìmí pẹ̀lú, kì o tó di ìṣẹ́jú aàyá mẹ́wàá.

Nígbà tí obìnrin tó lóyún bá di ẹni tí kò dáhùn, ó ṣe pàtàkì kí o mọ̀ pé nígbà tí o bá ń ṣe ìfọ̀kànsìn, ó yẹ kí o fi àbójútó pàtàkì ṣe e kí ìpalára má bà obìnrin náà tàbí ọmọ tó wà ninu rẹ̀.

Ipò Ara: Ìyípadà Ilẹ̀- òsì Ikùn (LLUD):

- Tẹ̀ obìnrin náà sípò tó dájú pé ikùn ńlá rẹ̀ kì yóò pa àwọn ati ṣan ẹ̀jẹ̀ tó ń rìn lára rẹ̀ mọ́lẹ̀.
- Ẹ̀se yìí ṣe nípa fífi ọwọ́ kan yí ikùn obìnrin tó lóyún sẹ́yìn sí òsì, lẹ́yìn náà ni ẹni kejì máa ń ṣe ìfọ̀kànsìn.
- Tí ẹlòmíràn bá wà pẹ̀lú, sọ fún un láti yí obìnrin náà díẹ̀ sí òsì pẹ̀lú fífi aṣọ ìnura tàbí ìrọ̀rí sí ibàdí rẹ̀ ọ̀tún.
- Bó bá jẹ́ pé ẹni kan ṣoṣo ló wà níbi ìṣìṣẹ́ ìgbemílà, fi aṣọ ìnura, ìrọ̀rí, tàbí òòlù tó ti fọ́n síwájú-síyìn sàbẹ̀ ìbàdí ọ̀tún rẹ, kí o sì rọra gbìmọ́ọ̀ sórí apá òsì rẹ.

Bẹ̀rẹ̀ ìfọ̀kànsìn àyà

- Fọwọ́ kan ni ejika ki ó o sì pe láti mọ̀ bóyá ó dáhùn.
- Tí kò bá dáhùn, tí kò sì ń mí bó ṣe yẹ, pe àwọn tó ń ṣe ìrànlọ́wọ́ pajawiri lẹ́sẹ̀kẹsẹ̀" kí o sì bẹ̀rẹ̀ ìmúpadàbọ̀sípò ọkàn àti ẹdọfóró.
- Tí ó bá ṣe ṣe, jẹ́ kí àwọn tó ń ṣe ìrànlọ́wọ́ pajawiri mọ̀ pé obìnrin tí ó lóyún ni aláìlera náà.
- Lẹ́yìn tí a bá dájú pé kò sí ìfàmọ́ ẹ̀jẹ̀ tàbí mímí, bẹ̀rẹ̀ ìfọ̀kànsìn àyà: tẹ̀li àwọn ìgbisẹ̀ tí a fi ń ṣe ìfọ̀kànsìn fún àgbàlagbà.
- Tẹ ọwọ rẹ sí àárín àyà, lórí apá ìsàlẹ̀ ti igúnpa àyà (sternum).

- Fọ̀kànsìn títí àti kíákíá, pẹ̀lú jinlẹ̀ tó kere tán ìnṣì mejì (sìǹtímítà márùn-ún), kí o sì jẹ́ kí àyà bọ̀ sẹ́yìn lááárín ìfọ̀kànsìn kọọkan.
- Tí o bá jẹ́ onímọ̀ ní fífi ẹ̀mí padà síni, lo ẹrọ ẹrọ ìmú afẹ́fẹ́ tàbí ẹnu fún ẹnu láti fi eèmí mejì fún lẹ́yìn gbogbo ìfọ̀kànsìn ọgbọ̀n (30 chest compression).
- Máa ṣe ìfọ̀kànsìn ní oṣuwọn ìfọ̀kànsìn ọ gọ́rùn-ún sí ọ gọ́ fà ní ìṣẹ́jú kan.
- Má ṣe kó ara jọ níbi alaisan wà; iyí yóò jẹ́ kí ẹni tó ń ṣe ìfọ̀kànsìn ní ààyi tó peye.
- Gẹ́gẹ́ bí ẹni tó wà níbẹ̀, tẹ̀síwájú pẹ̀lú ìfọ̀kànsìn ọgbọ̀n àti ẹ̀mí mijì fún àwọn kíkí ìṣàkóso márùn-ún, ìṣẹ́jú mijì ní oṣuwọn ìfọ̀kànsìn ọgórùn-ún sí ọgófà ní ìṣẹ́jú kan, títí tí iranwọ́ pajawiri yóò fi di.
- Lẹ́yìn ìṣẹ́jú mijì, ṣàyẹ̀wò fún ìfàmọ̀ ẹ̀jẹ̀

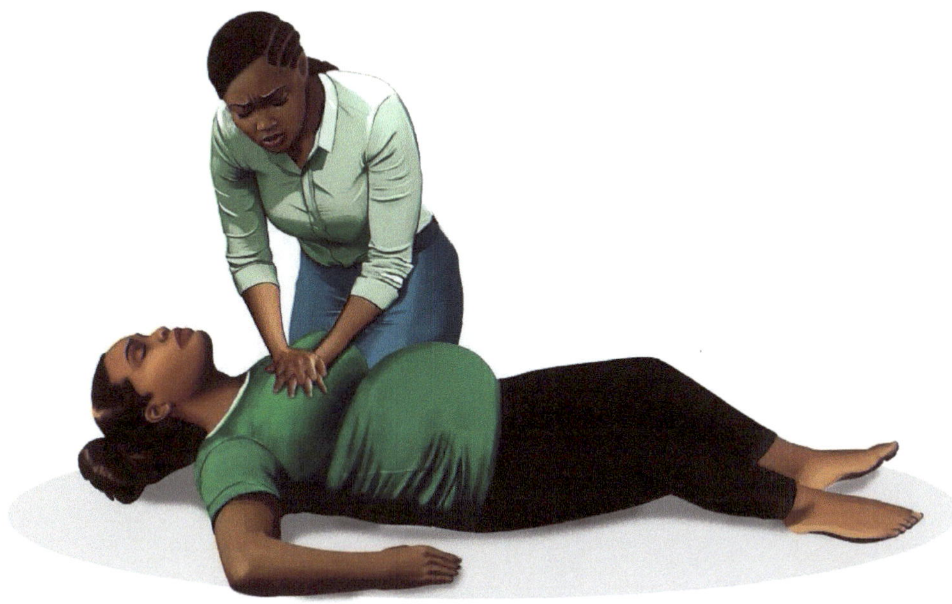

Àwòrán Márùndínlógún: Tẹ ọwọ́ mijì sí àárín àyà, lórí apá isalẹ ẹ̀gbẹ́ ọkàn, pẹ̀lú ìjinlẹ̀ tó ìnṣì mijì.

Tẹ ọwọ́ míjì sí àárín àyà, lórí apá isalẹ ẹ̀gbẹ́-ọkàn (sternum). Ìjinlẹ̀ ìfọ̀kànsìn: ó yẹ kí ó kiri tán sí ìnṣì míjì (séntímítà márùn-ún). Oṣùwò ìfọ̀kànsìn: ìfọ̀kànsìn ọgọ́rùn-ún sí ọgọ́fà ní ìṣẹ́jú kan.

- Lẹ́yìn ìfọ̀kànsìn ọgbọ̀n, ṣí ọ̀nà afẹ́fẹ́ ẹni náà pẹ̀lú ìṣiṣe orí àti gígò orí-ẹ̀rẹ̀kẹ̀, kí o sì fún ní ìmí míjì nígbà tí o ń wo bóyá àyà yóò gò.

- Bí àyà kò bá dìde, tún orí ṣe kí o sì tún gbìyànjú.

Ló Ẹ̀rọ Amunibíni Itanna (Tí ó bá wà níbẹ̀):

- Tan Ẹ̀rọ Amunibíni Itanna náà, kí o sì tẹ̀lé gbogbo ìtọ́ná rẹ̀.
- Fi àpò àfọwọ́kọ Ẹ̀rọ Amunibíni Itanna síbi tó yẹ gẹ́gẹ́ bí ìtọ́ná ṣe sọ.
- Tí ó bá ṣee ṣe, ṣètò àyà obìnrin náà kí o lè fi àpò náà sí níbi tó tọ́.
- Tí ẹ̀rọ bá sọ pé kí a fi ìtaná ṣe ìmúlò, yọ gbogbo ènìyàn kúrò lẹ́gbẹ̀ aláìlera, kí o sì fi ìtaná náà rán án.
- Bẹrẹ ìfọ̀kànsìn lẹ́sẹ̀kẹsẹ̀ lẹ́yìn ìtaná.

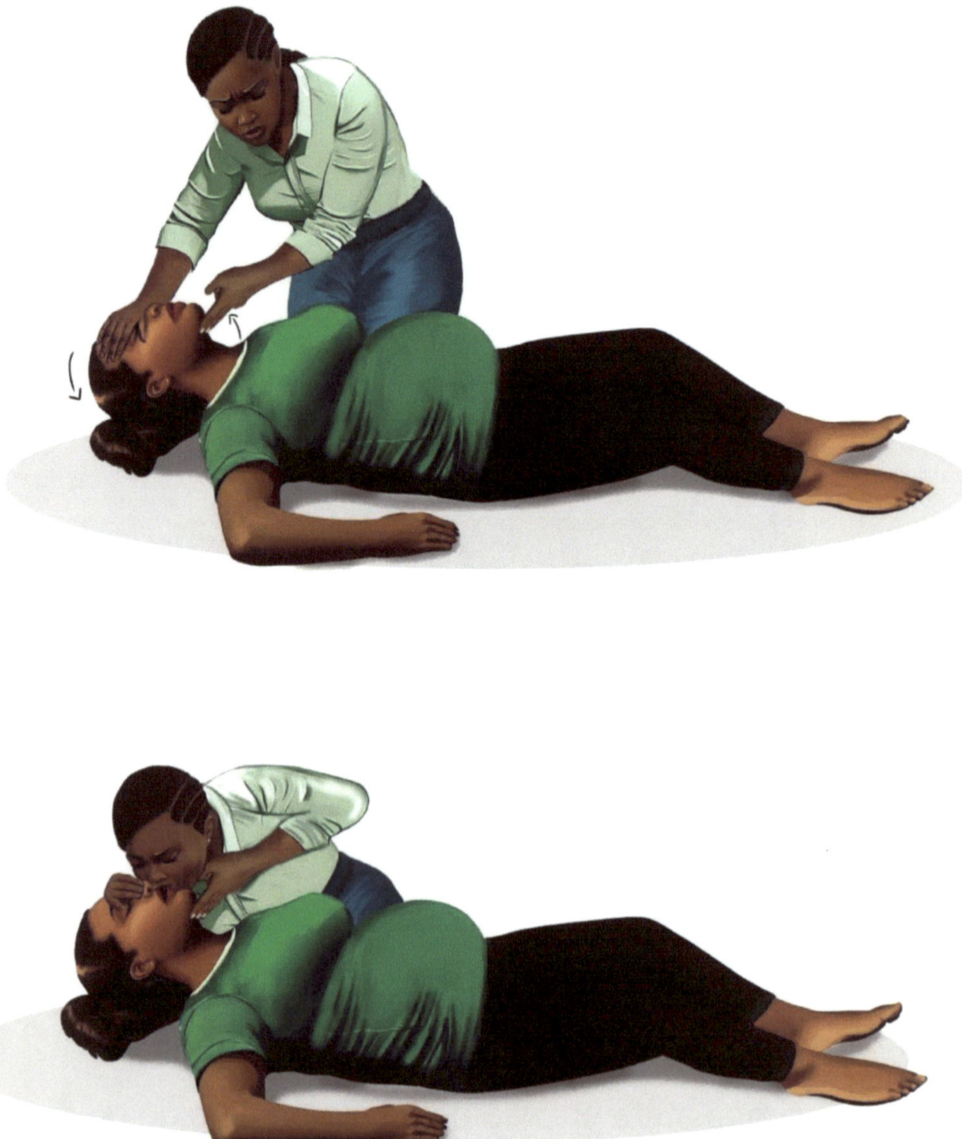

Àwòrán Mẹ́rìndínlógún: Fún un ní iimí mìjì lìyìn ọgbọ̀n ìfọ̀kànsìn

ÒRÌ KẸFÀ

Ìpèsè Eemí Ìgbàlà (Rescue Breathing)

• Lẹ́yìn gbogbo ìṣẹ́jú méjì tí a bá ti ṣe ìfọ́kànsìn ọgbọ̀n (30 compressions) àti eemí méjì, ó ṣe pàtàkì kí a tún ṣàyẹ̀wò ipo ẹni náà.
• Tí ẹni náà bá ní àyà tó ń lu (pulse) ṣùgbọ́n kò mí tàbí kò dahùn sí fífi ọwọ́ kan an tàbí ìfarapa mîì, má ṣe tẹ̀síwájú pẹ̀lú ìfọ́kànsìn àyà; dipo bẹ́ ẹ, bèrè sí í fún ni ní ìmí ìgbàlà — fi ìmí kan fún un lẹ́ẹ̀kan ní gbogbo ìsẹ́jú-aaya méjì sí méta (2–3 seconds), yíó tó ìmí mẹ́tàlélọ́gbọ̀n (20–30) ní ìṣẹ́jú kan.
• Tẹ̀síwájú pẹ̀lú eemí ìgbàlà yìí, kí o sì ṣàyẹ̀wò àyà tó ń lu lẹ́ẹ̀kan lẹ́yìn ìṣẹ́jú méjì. Tí o kò bá sì ní rí àyà tó ń lu mọ́, bèrè ìfọ́kànsìn lẹ́sẹ̀kẹsẹ.
• A máa ń ṣe ìmí ìgbàlà láti jẹ́ kí ẹ̀jẹ̀ máa lọ dáadáa, kí afẹ́fẹ́ oxygen sì máa wà nínú ẹ̀jẹ̀ nígbà tí ọkàn bá dáwọ́ dúró. Èyí ń jẹ́ kí afẹ́fẹ́ oxygen máa tan káàkiri ara ẹni títí tí wọ́n á fi gbi i lọ sí ilé ìwòsàn.

Pípese Ẹemí Igbala fún Àgbàlagbà

- Tí àgbàlagbà bá ní ìfàmọ̀ ẹ̀jẹ̀ ṣùgbọ́n kò ti ko dahun, fún un ní eemí kan ní ìṣejú àáyá mefà.
  (Wo Àwòrán Mẹ́tàdínlógún).
- Fún ẹ̀mí pẹ̀lú ẹnu sí ẹnu nípasẹ̀ fífi orí ẹni náà sẹ́yìn, gbi ìkẹ́yìn rẹ̀ soke, kí o sì bo ẹnu rẹ pẹ̀lú ẹnu ẹni náà. Lo ẹrọ àpò àfẹ́fẹ́ tàbí ẹrọ ìmú afẹ́fẹ́ tí ó bá wà.
- Nípa yíyí orí sí ẹhin, kí o sì pa ẹnu rẹ mọ́ ẹnu ẹni náà.
- Fún ẹ̀mí kan lẹ́yìn gbogbo ìṣẹ́jú aaya mẹ́fà (ìmí mẹ́wàá ní ìṣẹ́jú kan).
- Ó yẹ kí eẹ̀mí kọọkan gba ìṣẹ́jú ààyá kan, kí o sì jẹ́ kí àyà náà gò.
- Yago fún fífi ẹ̀mí púpọ̀ tàbí lágbára jù.

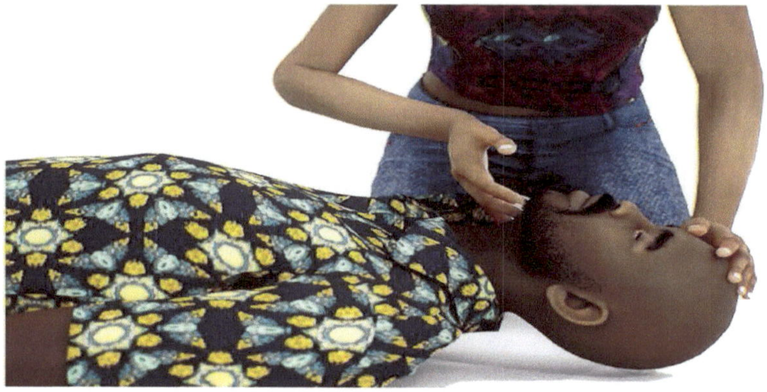

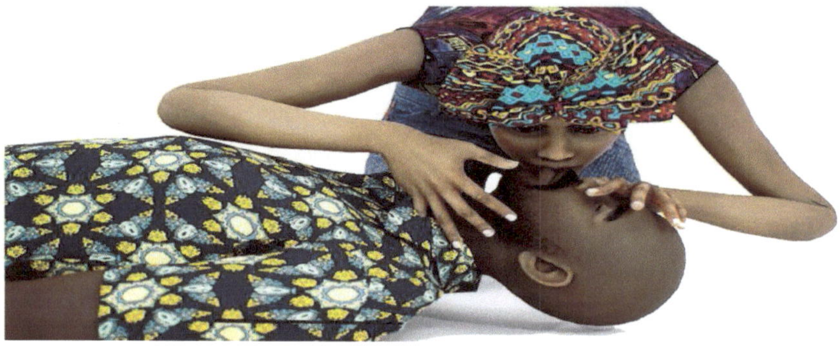

Àwòrán Mẹ́tàdínlógún: Fún un ní ẹ̀mí kan ní gbogbo ìṣẹ́jú aaya mẹ́fà (eemí mewàá ní ìṣejú kan).

- Tẹ̀síwájú pẹ̀lú fífi ẹ̀mí ìgbàlà fún ẹni náà àti ṣíṣàyẹ̀wò ìfàmọ́ ẹ̀jẹ̀.
- Tún ṣàyẹ̀wò ìfàmọ́ ẹ̀jẹ̀ lẹ́ẹ̀mejì-mínítì (ní gbogbo ìṣẹ́jú méjì). Tí ìfàmọ́ ẹ̀jẹ̀ kò bá sí, bẹ̀rẹ̀ fífi ọwọ́ lu àyà lẹ́sẹ̀kẹsẹ.
- Tí ẹni náà bá bẹ̀rẹ̀ sí í mí lára rẹ̀, fi í sípò ìmúlò (lórí apá òsì r ẹ̀) kí o sì máa ṣọ́ọ rẹ títí ìfèsì pajawiri yóò fi dé.

Pípẹ̀se Ẹemí Ìrànlọ́wọ́ fun Obìnrin Tó Lóyún

- Fún ẹ̀emí pẹ̀lú ẹnu sí ẹnu nípasẹ̀ fífi orí ẹni náà sẹ́yìn, gbi ìkẹ́yìn rẹ̀ soke, kí o sì bo ẹnu ẹni náà pẹ̀lú ẹnu rẹ.
- Lo ẹrọ àpò àfẹ́fẹ́ tàbí ẹrọ ìmú afẹ́fẹ́ (tí ó bá wà).
- Yí orí ẹni náà sí ẹ̀yìn, gbi ìkẹ́yìn rẹ̀ soke, kí o sì fi ẹnu rẹ bo ti ẹni náà, fún un ní ẹ̀mí kan lẹ́yìn gbogbo ìsẹ́jú aaya mẹ́fà (ìyẹn, ìmí mẹ́wàá ní ìṣẹ́jú kan**).**
- Ó yẹ kí ẹ̀mí kọọkan gba ìsẹ́jú aaya kan, kí o sì mú kí àyà ẹni náà gòkì.
- Yàgò fún fífi eẹ̀mí púpọ̀ tàbí eẹ̀mí tó lágbára jù.

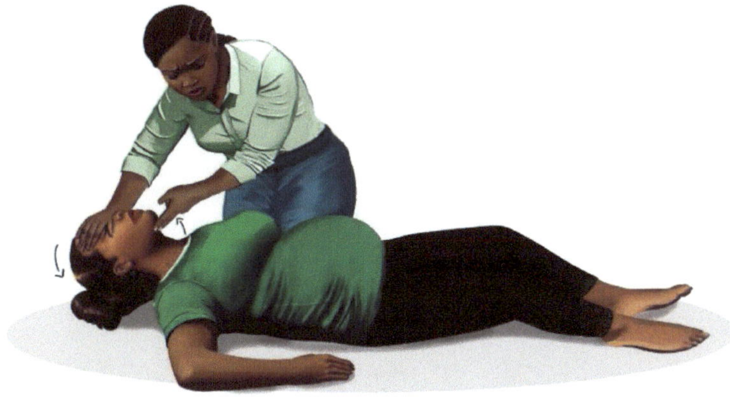

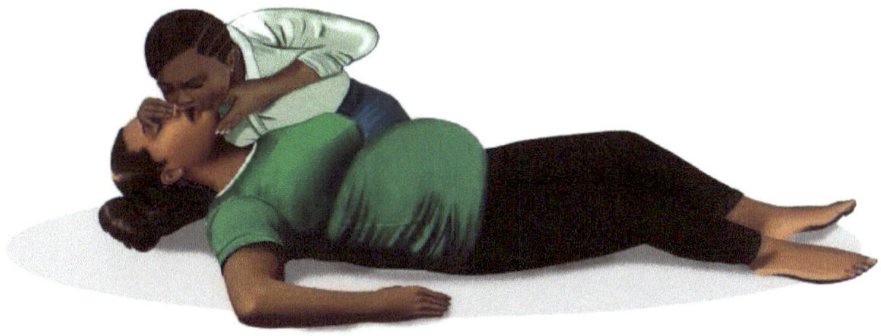

Àwòrán Méjìdínlógún: Yí ori sí ẹhin, gbe agbon rẹ̀ soke, àti pípa ẹnu rẹ sí ẹnu ẹni náà

- Tẹ̀síwájú pẹ̀lú àfọwọ́kọ ẹmí àti ṣàyẹ̀wò ìfàmọ̀ ẹ̀jẹ̀.
- Ṣàyẹ̀wò ìfàmọ̀ ẹ̀jẹ̀ lẹ́ẹ̀meji ní gbogbo ìsẹ́jú méjì. Tí ẹni náà kò bá ní ìfàmọ̀ ẹ̀jẹ̀,
- bẹ̀rẹ̀ CPR pátápátá lẹ́sẹ̀kẹsẹ.
- Tí ó bá bẹ̀rẹ̀ sí ń mí fún ara rẹ̀, fi ẹni náà sí ipo ìmúlò (lórí apá òsì) kí o sì tẹ̀síwájú pẹ̀lú ìtọju títí ìrànlọ́wọ́ yóò fi dé.

Pipese Eemí fun Ọmọde tí ó ní ìfàmọ̀ ẹ̀jẹ̀

Ṣàyẹ̀wò Ìmí Ẹemí àti ìfàm ọ̀ ẹ̀jẹ̀

- Wò, fetí sí, àti fi ọwọ́ kàn láti mọ bóyá ẹni náà ń mí eẹmí dáadáa.
- Ṣàyẹ̀wò ìfàmọ ẹjẹ carotid tàbí femoral fún kìí tó ju aaya mẹ́wàá lọ.
- Tí ìfàmọ̀ ẹ̀jẹ̀ bá wà ju tàbí tó jẹ́ ọgọ́fà lọ ní ìsẹ́jú kọ̀ọkan ṣùgbọ́n ẹni náà kò ń mí ẹmí dáadáa, bẹ̀rẹ̀ àfọwọ́kọ ẹmí lẹ́sẹ̀kẹsẹ.
- Tí ìfàmọ̀ ẹ̀jẹ̀ bá kiri ju ọgọ́fà lọ ní ìsẹ́jú kọ̀ọkan pẹ̀lú ààmì pi ẹ̀jẹ̀ kò ń yí ká dáadáa, bẹ̀rẹ̀ CPR lẹ́sẹ̀kẹsẹ.

Pípese Eemí pẹlú ìfàmọ̀ẹjẹ̀

- Nígbà tí a bá dájú pé ìfàmọ̀ ẹjẹ̀ wà, tẹ̀lé àwọn ìgbésẹ̀ wọnyí:
- Pípise ẹemí láti ẹnu sí ẹnu.
- Fọwọ́ di imu ọmọde náà kí o sì fi ẹnu rẹ̀ bo ẹnu ọmọde náà.
- Fún un ní eẹ̀mí kan ní gbogbo ìsẹ́jú aaya méjì sí mẹ́ta, kí o sì máa kíyèsi bí àyà rẹ ṣe ń gòke.
- Tí àyà kò bá gòke, tún ipo orí ṣe kí o sì tún gbiyanju lẹ́ẹ̀kansi.
- Lo ẹrọ àpò àfẹ́fẹ́ tàbí ẹrọ ìmú afẹ́fẹ́ tí ó bá wà.
- Fún un ní ẹ̀mí kan ní gbogbo ìsẹ́jú aaya méjì sí mẹ́ta (ìmí ogún sí ogbòn ní ìṣẹ́jú kan).
- Ó yẹ kí ẹ̀emí kọọkan gba ìsẹ́jú àáyá kan, kí o sì mú kí àyà rẹ gòke.
- Yago fún fífi ẹ̀mí púpọ̀ (ẹ̀mí tó pọ̀ tàbí tó lágbára jù).

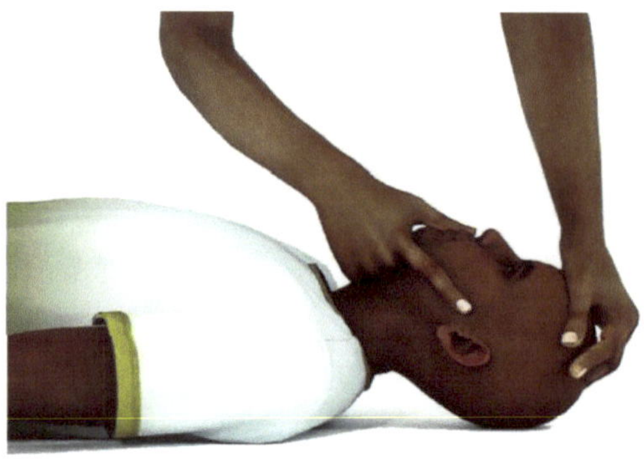

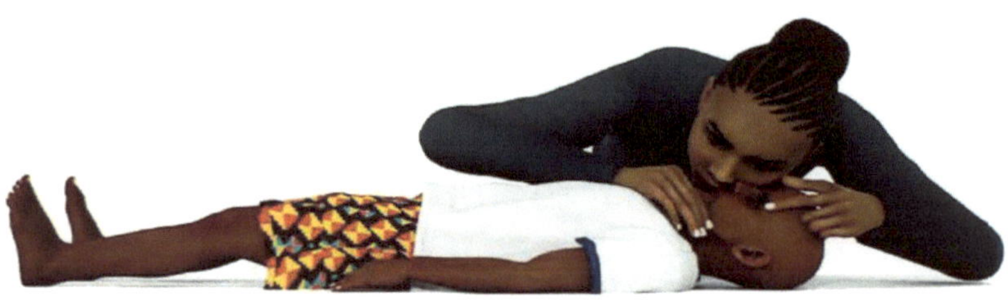

Àwòrán Mọkàndínlógún: Fi ori rẹ̀ sílẹ̀ kí o sì jí ẹ̀hìn ẹnu láti pisi ẹ̀mí Fún un ní ẹ̀mí kan ní gbogbo ìsẹ́jú aaya mijì sí méta (ogún sí ọgbọ̀n ẹmí fún ìṣẹ́jú kan).

Pipese Eemí fun Ọmọ Ọwo tó Ní ìfàmọ ẹ̀jẹ̀

Ṣàyẹ̀wò Ìmí Ẹemí àti ìfàmọ̀ ẹ̀jẹ̀

- Wò, fetí sí, kí o sì fi ọwọ́ kàn láti mọ bóyá ẹni náà ń mí ẹmí dáadáa.
- Ṣàyẹwò ìfàmọ̀ ẹ̀jẹ̀ carotid tàbí femoral kì o tó ju iseju aaya mẹ́wàá lọ.
- Tí ìfàmọ̀ ẹ̀jẹ̀ bá wà ju tàbí tó jẹ́ ọgọ́fà ní ìṣẹ́jú kọọkan ṣùgbọ́n ẹni náà kò ń mí eẹmí dáadáa, bẹrẹ̀ àfọwọ́kọ ẹmí lẹ́sẹkẹsẹ.
- Tí ìfàmọ̀ ẹ̀jẹ̀ bá kiri ju ọgọ́fà lọ ní ìṣẹ́jú kọọkan pẹ̀lú ààmì pé ẹ̀jẹ̀ kò ń yí ká dáadáa, bẹ̀rẹ̀ CPR lẹ́sẹ̀kẹsẹ

Pípese Eemí pẹlú ìfàmọ̀ẹjẹ

Nígbà tí a bá dájú pé ìfàmọ̀ ẹjẹ̀ wà, tẹ̀lé ìgbésẹ̀ wọ̀nyí:

- Pípis ẹemí láti ẹnu sí ẹnu.
- Fọwọ́ ẹnu ọmọde náà kí o sì fi ẹnu rẹ̀ bo ẹnu ọmọde náà.
- Fún un ní ẹ̀mí kan ní gbogbo ìṣẹ́jú aaya meji sí mẹ́ta, kí o sì máa kíyèsi bí àyà rẹ̀ ṣe ń gòke.
- Tí àyà kò bá gòke, tún ipo orí ṣe kí o sì tún gbìmọ̀ lẹ́ẹ̀kansi.
- Lo ẹrọ àpò àfẹ́fẹ́ tàbí ẹrọ ìmú afẹ́fẹ́ tí ó bá wà.
- Fún un ní ẹ̀mí kan ní gbogbo ìṣẹ́jú aaya meji sí méta (ogún sí ọgbọ̀n ẹ̀mí fún ìṣẹ́jú kan).
- Ó yẹ kí ẹ̀mí kọọkan gba ìṣẹ́jú ààyá kan, kí o sì mú kí àyà rẹ gòke.
- Yago fún fífi ẹ̀mí púpọ̀ (ẹ̀mí tó pọ̀ tàbí tó lágbára jù).
- Fún un ní ẹ̀mí kan ní gbogbo ìṣẹ́jú aaya mẹ́fà (ìmí mẹ́wàá ní ìṣẹ́jú kan).

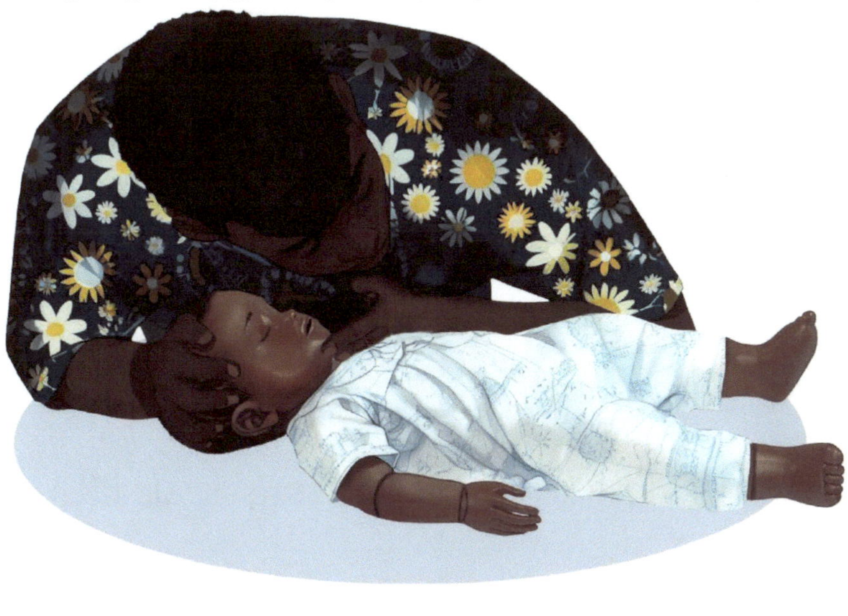

Àwòrán Ogún: Ṣàyẹwò ìgòkè àti lílòsílẹ̀ àyà.

ORÍ KEJE

Ẹni Tó Ń Seèmí (Choking)

Ìdènà afẹ́fẹ́ tó péjù lè fa àìlera tó pọ, ailemi dadaa iko wiwu, o sì lè kú tí kò bá rí ìrànlọ́wọ́ kíákíá. Kò ṣeé fojú fọ; ó ṣe pàtàkì kí a mọ àwọn àmì ti o le fara han nigbati eni ba seemi kí a sì gbe igbese lẹ́sẹ̀kẹsẹ̀.

- Ẹni tó ń ní Iseemi yiò ní ìṣòro láti mí, kò ní lè sọ̀rọ̀ tàbí wúkọ dáadáa.
- Nígbà mìíràn, ẹni tó ń ní ìseemi máa di ọrùn ara rẹ̀ mú, èyí tí a ń pè ní "àmì to tete man Farahan fun eniti oba ni iseemi," ẹni náà má vfi ọwọ́ kan tàbí méjì di ọrùn ara rẹ̀ mú lójiji.
- Wọ́n lè máa dun tabi paariwo tó ń dún kíkankíkan, bíi eemí hẹlẹhẹlẹ tàbí ariwo gígùn tó ń di ọ̀nà afẹ́fẹ́ nígbà tí wọ́n ń gbìyànjú láti mí.
- Àwọ ojú, etí tàbí ìka ọwọ́ lè di búlúù (cyanosis) nítorí àìrí afẹ́fẹ́ (okisijin) tó tó.
- Wọ́n sábà ní ìfarahàn ìbìrù tàbí ìdààmú lẹ́nu bí wọ́n ṣe ń sapá láti mí.
- Ẹni tó ń ní iseemi le dáku tí kò bá yọ ohun tó ń fa idenà kúrò ni ona -ofun tabi ibi ti afefe ngba wole lẹsẹkẹsẹ̀.

Eni to ni Iriri Iseemi: Àgbàlagbà tàbí Ọmọde

Tí àgbàlagbà tàbí ọmọde bá ní Iseemi:

- Béèrè pé, "Ṣé o ní Iseemi (choking)?"
- Tí wọ́n kò bá lè ṣe ìró tàbí sọ̀rọ̀, béèrè fún àṣẹ láti ràn wọ́n lọ́wọ́.

Dúró lẹ́yìn wọn, kí o sì fi ẹsẹ kan sáàárín ẹsẹ wọn láti máa dúró dáadáa.

(Heimlich Mneuver).

Itosọnà Ìrànlọwọ Fún Olùfarapa Ìkùn- ún Iseemi (Àgbàlagbà tàbí Ọmọde)

Ìfò ẹ̀yìn (Back Blows)

- Yí ìpò wọn padà: Jẹ́ kí ẹni tí ń ní iseemi rọra yí ara rẹ̀ síwájú díẹ̀ kí ohun tí ń dín eẹ̀mí le kúrò lorun re.
- Ṣe àtìlẹ́yìn**:** Lo ọwọ́ kan láti dìgbà agbára lórí àyà tàbí ejika wọn.
- Fún wọn ní ìfò ẹ̀yìn márùn-ún (5 fist blow): Pẹ̀lú ìkẹ́ ọwọ́ rẹ, fi ọwọ́ rẹ lu lẹ́yìn, ní àarin ejika méjì.

Ìtọ́jú Pajawiri Fún Ẹni Tó Ń Rèmí (Ìgbésẹ̀ Heimlich / Ìfáyàra Abẹ́yẹfọ́)

- Dúró lẹ́yìn wọn: Yí ara rẹ̀ lé ẹ̀hìn olùfarapa.
- Yí ọwọ́ rẹ ká agbára ìdí wọn: Fi ọwọ́ kan ṣe àkàrà, kí o sì fi sílẹ̀ lórí ààrín ìdí wọn, tó wà lókè ìkùn.
- Mu àkàrà ọwọ́ rẹ pọ̀: Pẹ̀lú ọwọ́ kejì rẹ, mu àkàrà ọwọ́ rẹ mọ́ra.
- Ṣe ìtìjúpọ̀: Fi agbára ṣe ìtìjúpọ̀ ní sísalẹ̀ àti sísọkalẹ̀ kí o sì fi agbára kan láti fa ohun tí ń dín ẹ̀mí kúrò.
- Tun ṣe: Ṣe àtúnṣe àkọsílẹ̀ nípasẹ̀ ìfò ẹ̀yìn márùn-ún àti ìtìjúpọ̀ ìdí márùn-ún títí ohun tó ń dín ẹ̀mí yóò fi jade tàbí tí ẹni náà yóò fi padà sáré.

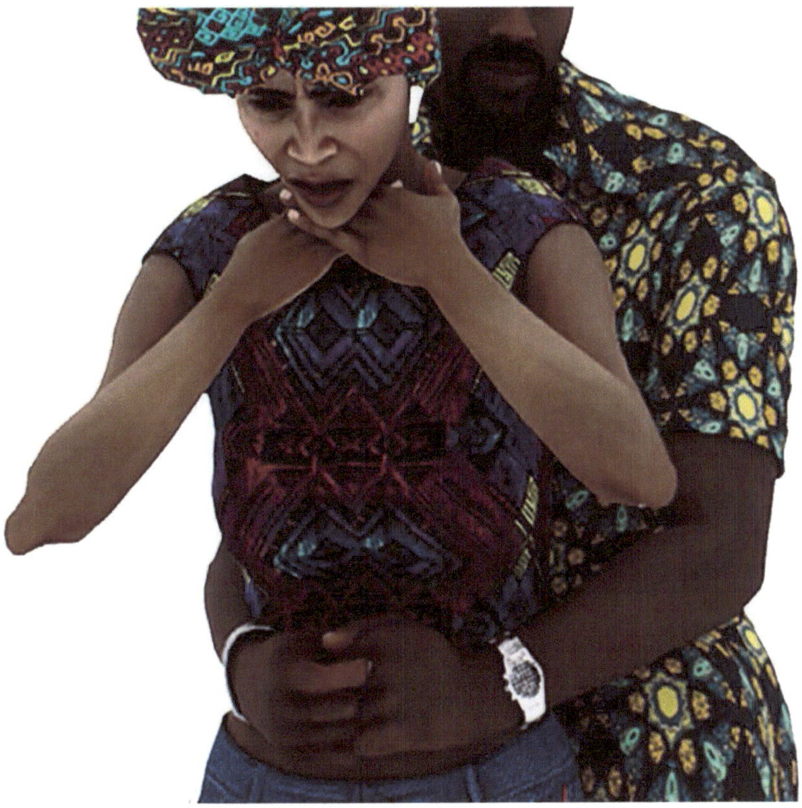

Àwòrán Ọkànlélógún: Se Ìtìjúpọ̀ ìkùn fún àgbàlagbà tí o ní ìkùn-ún

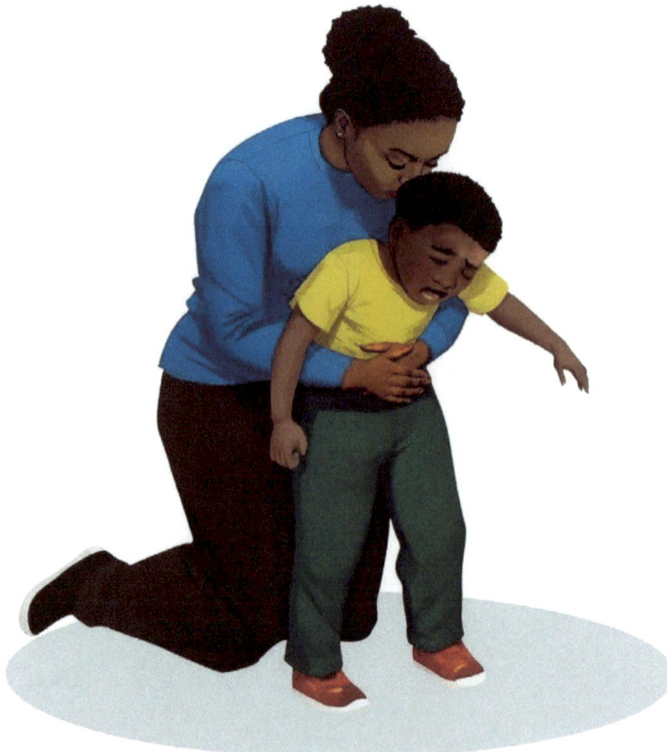

Àwòrán Èjìlélógún: Se Ìtìjúpọ̀ ìkùn fún Ọmọde tí o ní ìkùn-ún

Àgbàlagbà tàbí Ọmọde ti Ko le dáhùn

- Pe awọn oníṣe Pàjáwìrì: pe lẹ́sẹ̀kẹsẹ̀ tàbí kó o ní kí ẹnì kan pe fún Ìrànlọ́wọ́.
- Te le àwọn ìgbese láti Bere Iṣe Ìmúpadàbọ̀sípò Ọkàn: Bere pelú ogbon ìfọkànsìn àyà 30 chest (compression) àti eemí mejì **(Tẹ̀lé àwọn gbésẹ tí a ṣe àkọsílẹ̀ nínú Orí Kẹta).**
- Ṣayẹwo ẹnu fún ohun tó ń dí ọ̀nà afẹ́fẹ́ kó o tó mí eemí ìdáǹde mejì.

- Fi owo yo ohun ti on di ona-ofun eni na ti o ba je pe o leri lati ita dadaa.Ma se ki ow obo enu eni naa lai je pe ori ohun to di ona-ofun re.
- Tún ṣe lẹ́ẹ̀kansi títí ìrànlọ́wọ́ yóò fi de tàbí ohun tó n dinà yóò bá ti jáde.

Iseemi : Obìnrin tó lóyún

Láti doola obìnrin ti ó lóyún kí ó má bà a ní ìseemi, ó yẹ kí a lo Ìtìjujade àyà dípò Ìtìjújade ìkùn, nítorí pé Ìtìjújadeọ ìkùn le se ijanba fun ọmọ tó wà nínú.

Ohun ti ó yẹ ki ó ṣe ni yi:

- Tí obìnrin tó lóyún bá ní ìkùn-ún, ṣe àyẹ̀wò ìpò náà.
- Dúró sẹ́yìn obìnrin aláboyún náà, kí o sì fi ẹsẹ̀ kan síwájú kejì fún ìdúró to dáa.
- Wá ibi tí àárín àyà wà: Fi ọwọ́ rẹ ṣàyẹ̀wò àárín àyà rẹ, lẹ́gbẹ̀ẹ́ egungun àyà.
- So owo re mejeji po ki osi ti aya obinrin na jade ati si inu pada ni àkọ́kọ́, kí o sì rọra fi ọwọ́ rẹ lu laya pa àti gba sókè.
- Tẹ̀síwájú pẹ̀lú àkànṣe àyà yìí títí ohun tó ń dínà eẹ̀mí yó fi jade, tàbí kí obìnrin náà bẹ̀rẹ̀ sí mí lẹ́ẹ̀kansi.

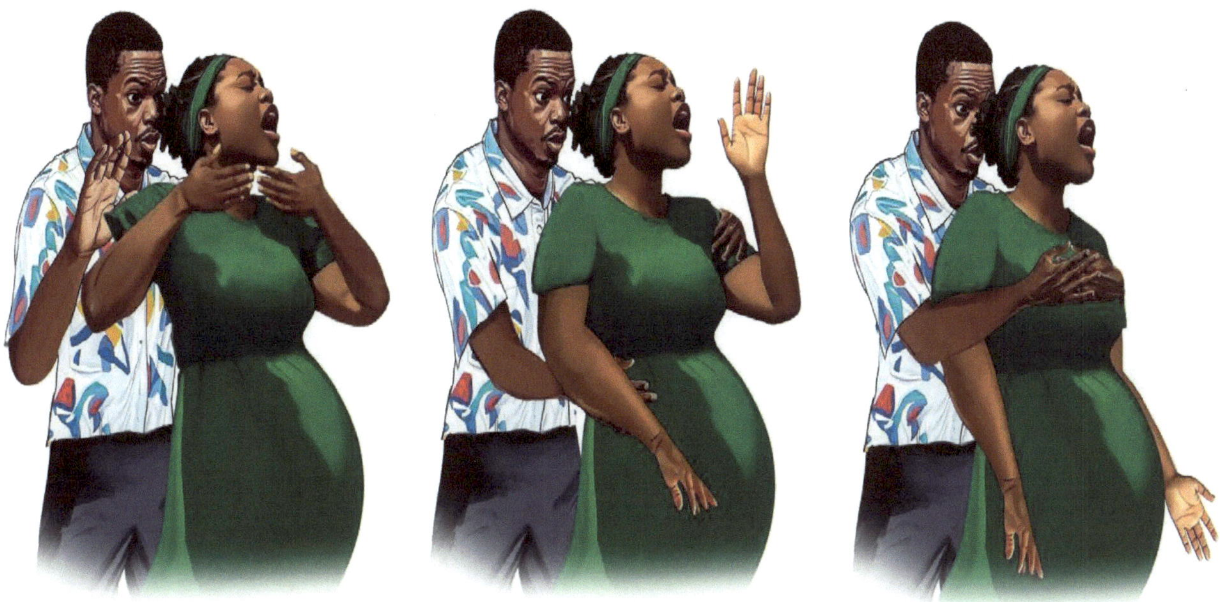

Àwòrán Eetàlélógún: Se Ìtìjúpọ̀ ìkùn fún obìnrin tó lóyún tí o ní ìkùn-ún

Bi Obinrin Oloyun ko ba le Dahun

- Pe àwọn oníṣègùn pajáwìrì lẹ́sẹ̀kẹsẹ̀, tàbí sọ fún ẹlòmíì láti pe wọn fún ìrànlọ́wọ́.
- Bẹrẹ ìgbésẹ CPR (Ìmúpadàbọ̀sípò Ọkàn) pẹ̀lú fífi ọwọ́ tẹ àyà ní igba ogún sí ọgbọ̀n ni ìṣẹ́jú kan àti fífi eẹ̀mí fun ni ni ẹ̀mejì.
- Ṣàyẹ̀wò ẹnu ẹni náà kí o tó fún un ní àfọwọ́kọ ẹ̀mí, láti rí bóyá ohun kan ń dí ọ̀nà afẹ́fẹ́.
- Má ṣe fi ọwọ́ wọ inú ẹnu ẹni náà bóyá o ò rí ohun ti odi ona-ofun tó kedere.
- Tún ṣe ìgbésẹ CPR títí tí ìrànlọ́wọ́ yóò fi dé tàbí ohun tó ń dí ọ̀nà afẹ́fẹ́ yóò fi jáde.
- Fun obìnrin tó lóyún, lo Ìtìjújade àyà dípò Ìtìjúpọ̀ ìkùn, nítorí pé titẹ̀ órí inú kún lewu fún ọmọ tó wà nínú.

Ọmọ Ọwọ́ ti oni Iseemi

Tẹ̀lé àwọn ìgbésẹ̀ yìí láti ràn án lọ́wọ́ láti yọ ìkùn-ún kúrò nínú ọmọ (ọjọ́ kan sí ọdún kan):

- Ṣàyẹ̀wò bí ọmọ náà ṣe rí**:** Ṣàyẹ̀wò bóyá ọmọ náà ń wúkọ, ń sunkún, tàbí omo na dun bakan bakan.
- Ṣàyẹ̀wò dájú pé afẹ́fẹ́ ń kọjá nípa ọ̀nà afẹ́fẹ́ rẹ.
- Tí ọmọ náà kò bá le sọ̀rọ̀, tabi kò wúkọ dáadáa, tàbí kò mí dáadáa**,** èyí lè jẹ́ àmì ìseemi.
- Tẹ̀síwájú pẹ̀lú fífi ẹ̀yìn lù àti Ìtìjújade àyà.
- Jọ̀wọ́ jókòó, gbe ọmọ náà, kó o sì fi ọmọ náà sínú apá rẹ̀, fi ọwọ́ kan gbé orí àti ọrùn rẹ̀.
- Ṣàkíyèsí pé orí ọmọ náà gbọdọ wà lókè àyà rẹ̀**,** kí afẹ́fẹ́ lè rọrùn láti kọjá.

Ìfò ẹyìn

- Lo ẹ̀sì ọwọ́ rẹ láti fi lù ọmọ náà pelepele lórí ẹ̀yìn ní agbègbè ààrín ejika rẹ nígbà márùn-ún, pẹ̀lú ìfúra àti àkíyèsí.
- Lẹ́yìn ẹ̀se (fist/back blow) kọọkan, ṣàyẹ̀wò bóyá ohun tó ń dí ọ̀nà afẹ́fẹ́ ti jáde.

Ìtújade àyà

- Bí ohun náà kò bá tíì jáde lẹ́yìn tí wọ́n bá ti fi ẹsẹ̀ lù ú lẹ̀yìn, yí ọmọ náà padà sí ojú, kí o sì ṣe àtìlẹ́yìn fún orí rẹ.
- Fi ọwọ́ rẹ sí ààrín àyà, kí o sì te ni àyà ni emárùn-ún ní ààrín àyà, lẹ́yìn ila àwọn ìkà. Tẹ́ sílẹ̀ fún bí ìnjinṣi(inch) kan àti ààbọ̀.
- Máa tẹ̀síwájú lati ṣé ìtìjújade àyà márùn-ún àti ìfáyàra ẹ̀yìn márùn-ún títí tí ohun tó ń dí afẹ́fẹ̀ yó fi jáde tàbí kí ọmọ náà bẹ̀rẹ̀ sí í sunkún.

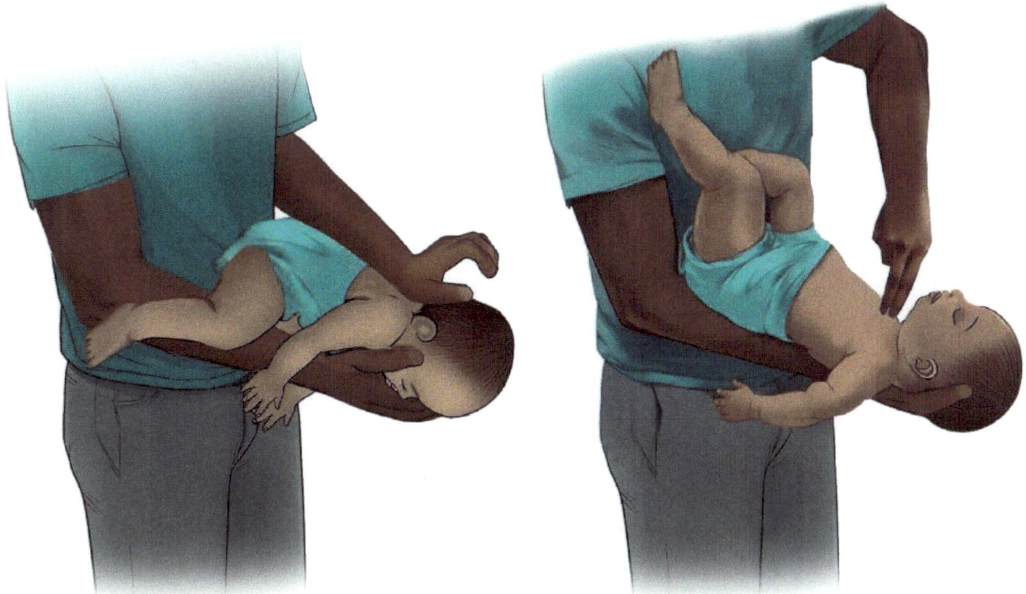

Àwòrán Kerìnlélógún: Sisị ìyìn márùn-ún àti Ìtìjúpọ̀ àyà márùn-ún fún ọmọ ọ̀wọ́ tó ní ìkùn-ún

Omo owo ba ni Iseemi ti Kosi le Dahun: Kin ni Iwo yio Se?

- Pe fún ìrànlọ́wọ̀awon onisegun pajawiri lẹ́sẹ̀kẹsẹ̀: Kí o pe àwọn tó ń pèsè ìrànlọ́wọ́ pàjáwìrì tàbí kó o ní kíẹlòmíì ṣe béẹ̀.
- Bẹrẹ Ìmúpadàbọ̀sípò Ọkàn àti Ẹdọfóró fún ọmọ ọ̀wọ́ naa:
- Fi ọ̀wọ́ gba àyà pẹ̀lú ìfọ̀kànsìn tó yẹ, ní ààrín àyà (nípa lílo ìka meji tàbí lílo ọ̀wọ́ láti yí àyà ká).
- Ṣàyẹ̀wò ẹnu rẹ kí o tó fún ni eemí meji.
- Máa ṣe ìmúpadàbọ̀sípò náà títí tí ìrànlọ́wọ́ yóò fi dé tàbí kí ọmọ náà tún bẹ̀rẹ̀ sí mí.
- Ó ṣe pàtàkì kí wọ́n máa tẹ̀síwájú láti ṣe èyí nípa tí wọn bá ní ìṣòro ìseemi. Ìṣe ìgbésẹ̀ lẹsẹkẹsẹ jẹ́ pàtàkì, nítorí pé àwọn ọmọ ọ̀wọ́ jẹ́ aláìlera jùlọ sí ìṣòro tó ńi se pelu Iseemi

ORÍ KẸJỌ

Ìtọ́sọ́nà Ìmúpadàbọ̀ sípò Ọkàn àti Ẹdọfóró ní Yorùbá:

WAZOBIA CPR Guide: **Ìwàláàyè ọ̀kan kọọkan ṣeyebíye**

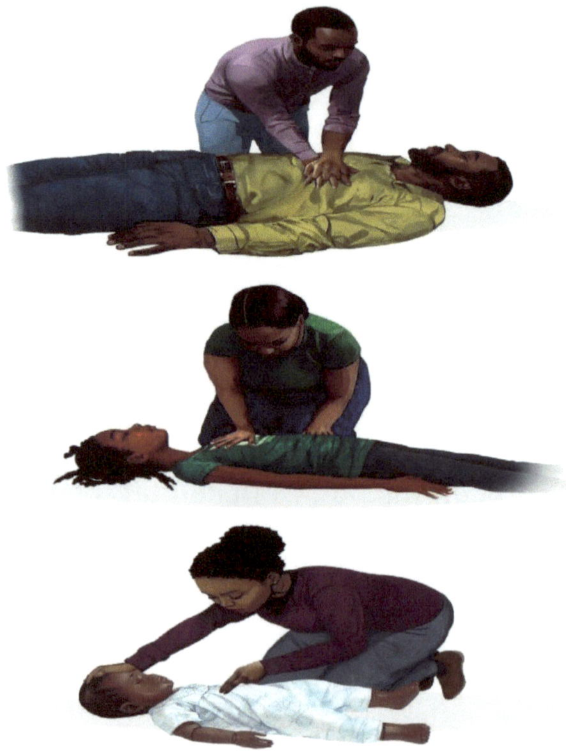

Àwòrán kárùndínlọ́gbọ̀n: Ẹni kan ṣe ìfọ̀kànsìn fún Àgbàlagbà, Ọmọde àti Ọmọ Ọwo

Gẹ́gẹ́ bí ìlànà ọdún 2020 ti Ẹgbẹ́ Ọkàn Amẹ́ríkà (AHA) ṣe sọ, Ẹ̀rọ Amunibíni Itanna (AED) wúlò gan-an fún itọju ìdánilẹ́nu àìtọ̀ tí a bá lo pẹ̀lú CPR (Hajeb-Mohammadalipour, Chon, Cascella, & Valentine, 2021).

Ó ń kó ipa pàtàkì nínú mímú kí ọkàn máa ṣiṣe bó ṣe yẹ. Lílo AED máa ń mú kí iye àwọn tó ń Mo rib o ninu aisàn yi pọ̀ sí i gan-an nígbà tí wọ́n bá ní àìlera bíi ìyípadà ìtànná-ọrọ ọkàn tàbí àìlera ìtànná-ọrọ láìní ìfàmọ̀ ẹ̀jẹ̀. Gbàrà tí wọ́n bá ti rí AED náà, kí wọ́n gbe sàyà ẹni náà lẹ́sẹ̀kẹsẹ̀, kí wọ́n sì tẹ̀lé ìtọ́ni tó ń bọ láti inú ohun èlò náà.

Nítorí bí wọ́n ṣe ṣe i lọ́nà tó rọrùn láti lò, àti pé kò fi bẹ̀rẹ̀ ní ìdánilịkọ̀ó tó nísọ̀ro, gbogbo ènìyàn ló lè lo àwọn AED òde òní, kódà àwọn tí kò ní ìdánilịkọ̀ó pàápàá.

Àwọn Ìgbésẹ̀ Nípa Bó Ṣe Lẹ Lo Ẹ̀rọ Amunibíni Itanna Nígbà Ìmúpadàbọ̀sípò Ọkàn àti Ẹdọfóro

- Jọ̀wọ́ tan Ẹ̀rọ Amunibíni Itanna náà. Máa tẹtí sí ohun tí ohùn sọro lati inu ero naa, kió o sì mura sílẹ̀ láti fi àwo Ẹ̀rọ Amunibíni Itanna sori àyà ẹni tí kò ní isoro ida ise sile okan .ri aju pe Kosi aso lorun iru eni naa..
- Fi àpáadi ọ̀kan sí apá òtún lóke àyà, kó o sì fi àpáadii kejì sí apá òsì ìsàlẹ̀.
- Rí i dájú pé kò sí ẹni tó fọwọ́ kan ẹni náà nígbà tí Ẹ̀rọ Amunibíni Itanna bá ń ṣe àyẹ̀wò lowo
- Tẹ bọtìnì itagiri tí Ẹ̀rọ Amunibíni Itanna bá ṣe àtẹ̀jáde láti ta eni na ji (shock botton)
- Tún ṣe Ìmúpadàbọ̀sípò Ọkàn àti Ẹdọfóró lẹ́sẹ̀kẹsẹ̀ lẹ́yìn ìmìtìtì náà.
- Bere sí ṣe ìtẹ̀sílẹ̀ aya kió o sì máa tẹtí sí ìtọ́ni tó wà nínú Ẹ̀rọ Amunibíni Itanna títí tí ìrànlọ́wọ́ á fi dé.

Àwòrán Mẹ́rìndínlọ́gbọ̀n: AED (Ẹ̀rọ Amunibíni Itanna).

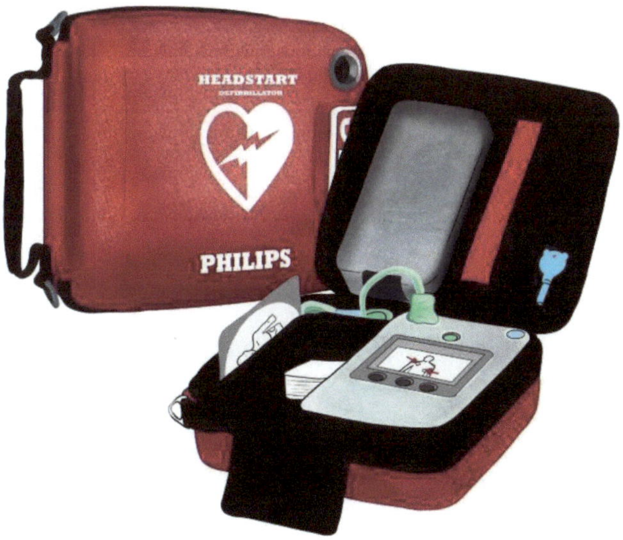

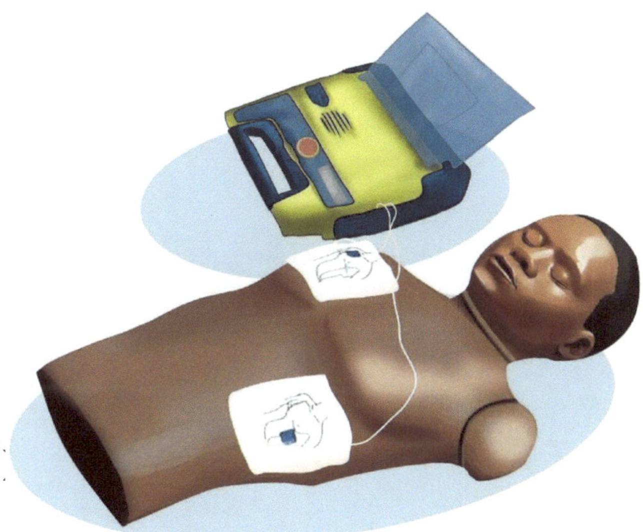

Àwòrán Kẹ́tàdínlọ́gbọ̀n: AED (Ẹ̀rọ Amunibíni Itanna : Fí àwọn pàdì rẹ̀ sílẹ̀ lórí àdúláwọ̀ àgbàlagbà.

HAUSA

Farfaɗowar Zuciya
A cikin harshen
HAUSA

Rayuwa Mai Daraja da Ya Kamata a Cece: Jagora Mataki-mataki Don Kowa da Kowa

Dr. Elizabeth Ndidi Ubochi (DNP, MSN, Ed,.RN)
Likitan Aikin Jinya
Farfesan Jinya

Jadawalin Abubuwan Ciki

GABATARWA

Farfaɗowar Zuciya

Kamewar zuciya na iya faruwa a kowane lokaci, a kowane wuri. Kame zuciya daga wajen asibiti (OHCA) matsalar lafiyar jama'a ce ta duniya (Hayashi & Iwasaki, 2024). Abin baƙin ciki shine, ƙimar tsira ba ta da yawa, musamman ma a cikin Kamewar zuciya daga cikin Asibiti (OHCA); bisa ga Myat, Kyoung-Jun, and Rea (2018), al'umma ko masu kallo suna buƙatar sani kuma su san yadda ake yin matsi na OHCA daidai. An tsara wannan littafi don samar da jagora-mataki-mataki tare da misalai kan mahimmancin koyan CPR da yadda ake yin ƙwarewa.

Kowa na iya fuskantar kamun zuciya daga wajen asibiti (OHCA); bisa ga Myat, Kyoung-Jun, and Rea (2018), OHCA ita ce babbar hanyar mutuwa a duniya. Buelt, Kennady, and Arnold (2023), marasa lafiya sukan kwatanta ciwon kirji na ischemic kamar matsa lamba, matsi, Nauyi da matsewa suna da alaƙa da aikin jiki ko damuwa kuma galibi suna tsakiya ne a bayan kashin mahaifa.

Kowace rayuwa tana daraja, kuma samun damar yin CPR wata dama ce ta ba wa wani dama ta biyu a rayuwa. "Kowace rai ya cancanci ceto" hangen nesa ne da na yi imani da shi sosai.

Wannan imani ya sa na zama malamin CPR/BLS, koyar da masu ba da lafiya, ɗalibai, da jama'a game da mahimmancin CPR a matsayin jagorar ceton rai.

Wannan jagorar WAZOBIA CPR tana ba da umarnin mataki-mataki kan aiwatar da matsawa, ba da numfashi ga manya, yara, da jarirai, da kuma kula da waɗanda abin ya shafa, yana mai da wannan littafin ya zama cikakkiyar hanya don dabarun ceton rai.

BABI NA DAYA

Tambayoyin da ake yawan yi: Menene matakan da za a bi don ceton rayuka?

a. Gane kai tsaye na kama zuciya

b. Idan mutum bai amsa ba, kunna tsarin amsa gaggawa

c. Fara CPR da wuri tare da mai da hankali kan matsawar ƙirji da numfashi

d. Jagoran ya ba da shawarar adadin dari zuwa dari da ashirin matsawa a cikin minti daya a cikin hawan keke guda biyar (hawan keke sune talatin ƙwaƙwalwar kirji da numfashin ceto guda biyu da aka yi) don kula da jini da siyayya yayin kama zuciya).

e. Zurfin matsi na aƙalla inci biyu ga manya da yara da jirirai inci ɗaya da rabi ga jirirai

f. Tabbatar ka ba da numfashi biyu tare da matsawa.

g. Kowane numfashi yana ɗaukar kusan daƙiƙa ɗaya zuwa biyu kuma duba kirji ya tashi tsakanin numfashi.

h. Yi amfani da Defibrillator na waje na atomatik (AED) sau ɗaya samuwa; in ba haka ba, ci gaba da matsawa har sai taimako ya zo

Wanene zai iya yin CPR?

Kowa na iya yin CPR idan sun bi matakan da ke cikin jagorar Wazobia CPR. Wannan ya haɗa da dangi, abokai, yara, masu kallo, da sauransu, ba kawai ma'aikatan lafiya ba. Ayyukan gaggawa na daidaikun mutane ko masu kallo na iya ƙara damar rayuwa.

Kuna buƙatar farfadowar baki -da-baki don CPR?

Masu kallo su ba da numfashi tsakanin matsawa; siyayya yana da mahimmanci ga gabobin, musamman kwakwalwa, da zuciya; Koyaya, idan masu tsayawa ba su da daɗi tare da gudanar d a numfashin ba-ki-da-baki a cikin matsawa biyu, ci gaba da yin matsawa har sai taimako ya zo.

A cewar Song, Ki, Park, Song, and Shin (2023), Ƙungiyar Zuciya ta Amirka (AHA) ta ba da shawarar tabbatar da buɗaɗɗen hanyar iska, da kiyaye iskar iska da iskar oxygen a lokacin na zuciya.

farfadowa (CPR). Ba da numfashi yayin CPR yana taimakawa sake cika iskar oxygen a cikin jini da aikin salula; Numfashi tsakanin matsawa yana da mahimmanci don rayuwa.

Shin yin CPR koyaushe zai haifar da mummunan rauni?

Ɗaya daga cikin ingantattun hanyoyin inganta sakamakon rayuwa shine masu tsayawa suna kiran amsawar gaggawa da fara matsawar ƙirji. daidai da Skelt- on, Templeton, Dang Guay, MacInnes, da Clegg (2024), Matsewar ƙirji zai in- ganta damar rayuwa sosai. Duk da haka, ba tabbacin cewa duk mutane za su tsira tare da matsawa kirji ba. Mutum na iya samun karyewar sternal ko haƙarƙari da rashin kwanciyar hankali na bangon ƙir- ji saboda matsawa akan yankin sternum yayin farfadowa na zuciya (CPR); Wannan na iya haifar da ƙarancin aikin numfashi, wanda ke haifar da rikitacciyar kulawar likita (Comanici, Farmidi, Bhudia, & Anikin, 2022).

BABI NA BIYU

Kama / rashin amsawa na zuciya: Abin da za a yi

- Duba kewayen ku don aminci
- Matsa kafadar babba, "Lafiya kuwa?". Idan babu amsa, kira neman taimako kuma nemi AED **Duba Hoto na Daya**
- durƙusa kusa da mutumin kuma sanya mutum a baya a kan ƙaƙƙarfan wuri mai faɗi
- Bincika jijiyar carotid don bugun bugun jini, kalli mutum don tashi da faɗuwa, kuma ku ji bugun bugun jini (cutar carotid) a lokaci guda na bai wuce daƙiƙa goma ba. **Duba Hoto na Biyu**
- Idan ba a lura da bugun jini da numfashi ba; Mai kallo ya kamata a fara da talatin
- Matsawa da ba da numfashi guda biyu (don numfashi, buɗe hanyar iska ta amfani da dabarar karkatar da kai/chin lift); **Duba Hoto na Biyar**
- Tabbatar cewa kun ba da numfashi biyu tsakanin matsawa. Kowane numfashi yana ɗaukar kusan daƙiƙa ɗaya; Kula da ƙirjin ya tashi tare da kowane numfashi, yana barin iska ta wanzu kafin samar da numfashi na gaba.
- Idan ƙirjin bai tashi da numfashi na farko ba, karkatar da kai kuma tabbatar da hatimin da ya dace kafin ya ba da numfashi na biyu.
- Matsakaicin matsawa na ɗari da ɗari da ashirin da matsawa ƙirji a cikin minti ɗaya.

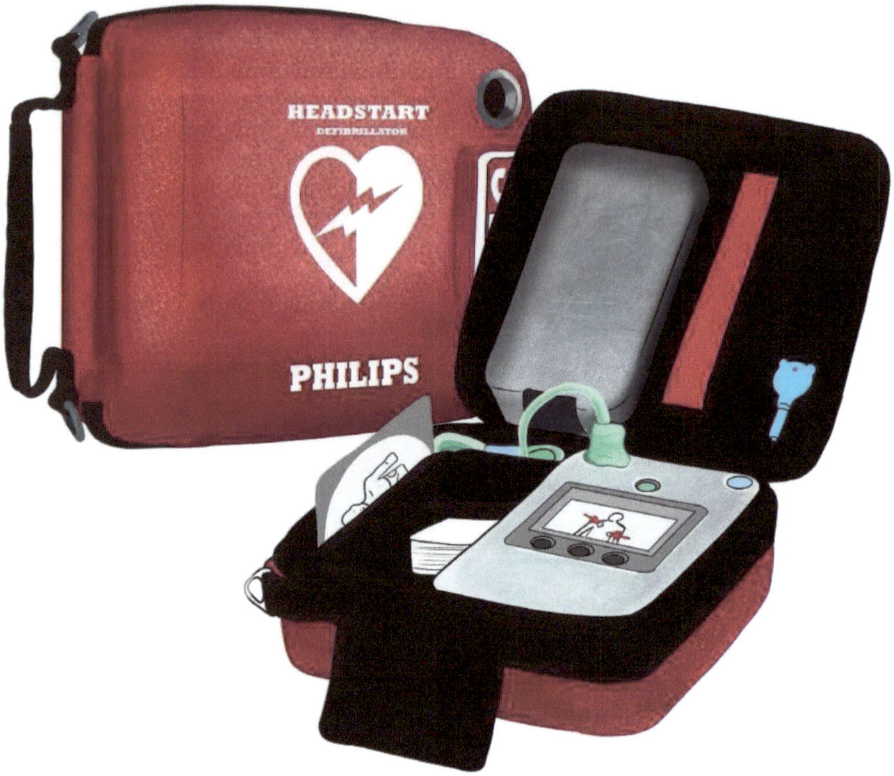

Hoto na Ɗaya: Defibrillator na waje mai sarrafa kansa (AED)

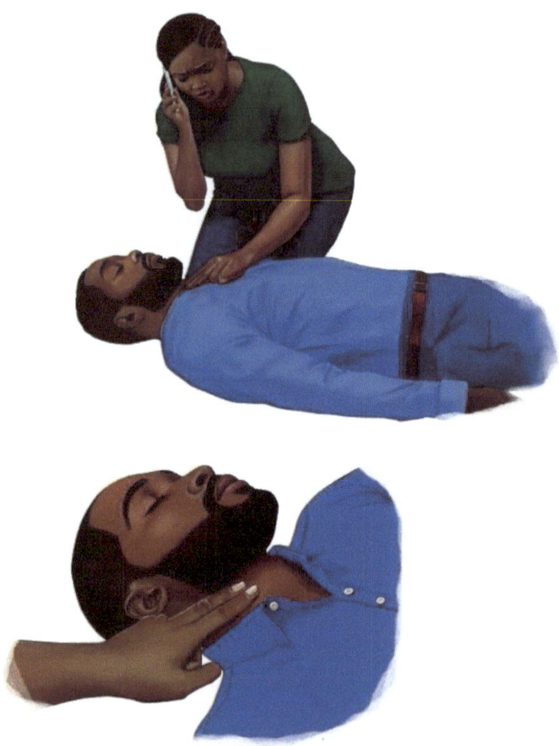

Hoto na Biyu: Kira domin taimako, duba bugun jinin carotid, da kuma duba hauhawar ƙirji.

Sanya mutum da kanka

Da zarar an lura cewa mutum ba shi da bugun jini kuma baya numfashi, durƙusa kusa da mutum kuma ya fara matsawa. Sanya diddige hannun ɗaya a saman ɗayan a tsaki- yar ƙirjin kuma ku haɗa yatsun ku **Duba Hoto na Huɗu.**

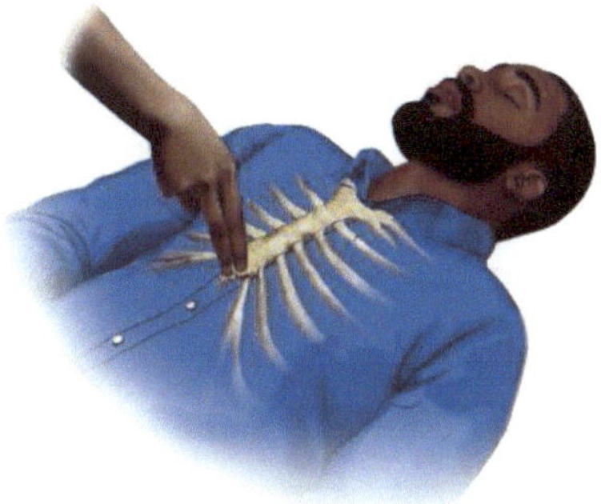

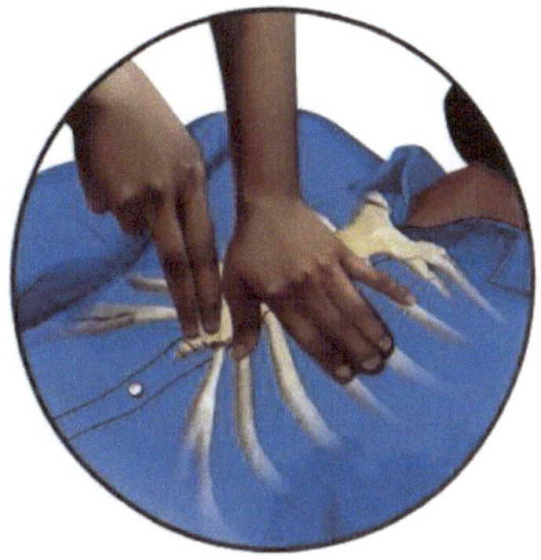

Hoto na Uku: Sanya hannu: tsakiyar ƙirji, a ƙananan rabin sternum.

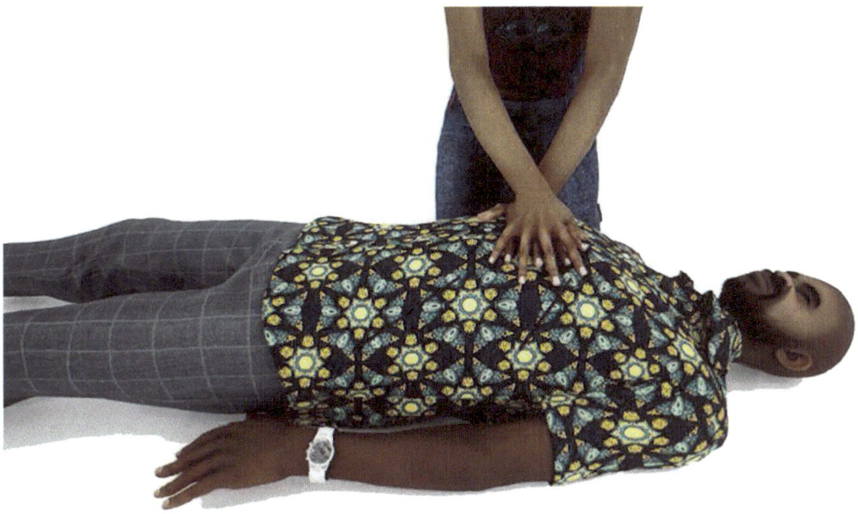

Hoto na Huɗu: Matsi na Farko: Zurfin matsawa: aƙalla inci 2 (5 cm)

Lokacin tsayawa:

- Idan majiyyaci yana da bugun jini kuma yana numfashi, mai kallo ya kamata ya da- katar da matsawa
- Koyaya, ci gaba da numfashin ceto idan akwai bugun jini amma babu numfashi. **Dubi Hoto na Goma Sha Bakwai** don bayani kan sanya mutum don ba da numfashin ceto.

Mutane biyu suna yin CPR a matsayin manya:

Idan mutane biyu suna wurin don yin matsawa ga mutum wanda bai amsa ba, yana da muhimmanci a bi matakan da mai ceton mutum guda ke bi, sai dai a wannan yanayin mutum ɗaya zai yi matsawa talatin, ɗayan kuma zai ba da numfashi biyu bayan matsawa talatin. Bi matakan da ke ƙasa:

- Mai ceton mutum na farko ya fara yin matsawar kirji.
- Sanya hannaye biyu a tsakiyar kirji (ƙasan ɓangaren ƙirji), ɗaya a saman ɗayan. **(Duba hoto na hudu)**
- Yi matsawa talatin tare da zurfin matsawa na akalla inci biyu (sentimita biyar).
- Ci gaba da yin matsawa tsakanin ɗari zuwa ɗari da ashirin a cikin minti ɗaya.
- Bayan kowanne matsawa, bari kirjin ya ɗaga sosai kafin a matsa shi gaba ɗaya.
- Barin kirjin ya ɗaga tsakanin matsawa yana da muhimmanci sosai.
- Wannan yana taimakawa zuciya ta cika da jini, wanda ke tabbatar da cewa kowanne matsawa na gaba yana zagayawa da jini zuwa muhimman sassan jiki yadda ya kamata.

Ba da numfashin ceto ta amfani da na'urar hura iska (Mai Ceto Biyu).

- Yi amfani da hanyar ɗaga kai-chin don buɗe hanyar iska.
- Ba da numfashi biyu baki-da-baki ko amfani da na'urar abin rufe fuska (an ba da shawarar).
- Kirjin ya kamata a bayyane ya ɗaga da kowane numfashi, yana ɗaukar daƙiƙa ɗaya.
- Kau da kai daga yawan samun iska.
- Kowane minti biyu (kimanin zagayowar biyar na talatin: biyu), mai kallo ya kamata ya canza matsayi don guje wa gajiya. Mai kallo yana yin matsawa yakamata ya sanar da sauyawa.
- Rike katsewar matsawa zuwa ƙarami na dakika goma.

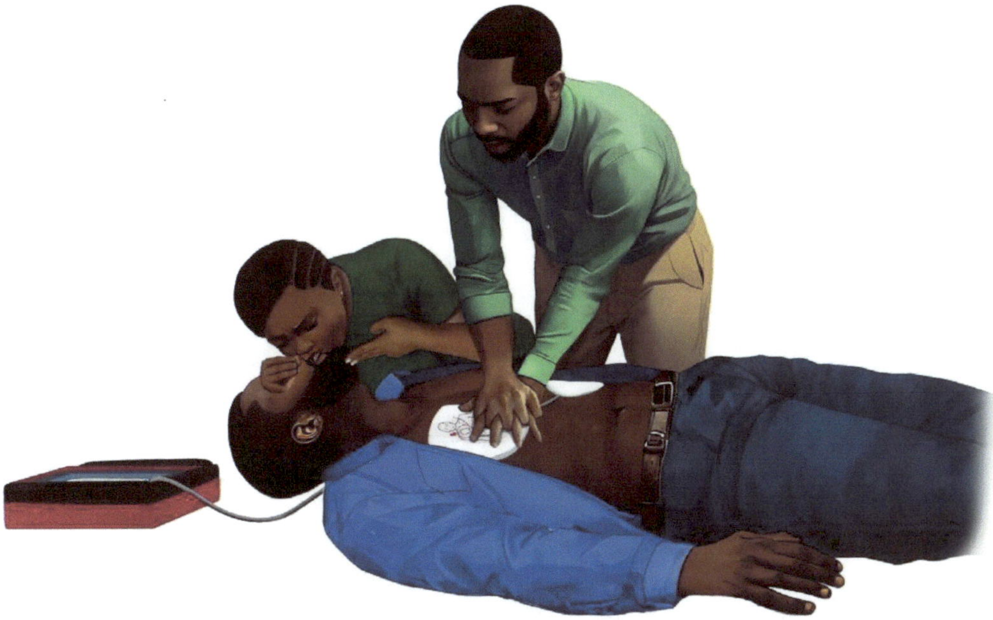

Hoto na Biyar: Mutane biyu suna yin matsi a jikin mutum mara numfashi

BABI NA UKU

Jagorar Mataki-mataki na CPR ga Yara (Daga Shekara daya zuwa Balaga)

Yaro Ya Zama Mai Martaba:

Mai kallo ya kamata ya taɓa kafadar yaron a hankali kuma a lokaci guda ya yi ihu, "Lafiya?" duba numfashi da kallon tashin kirji.

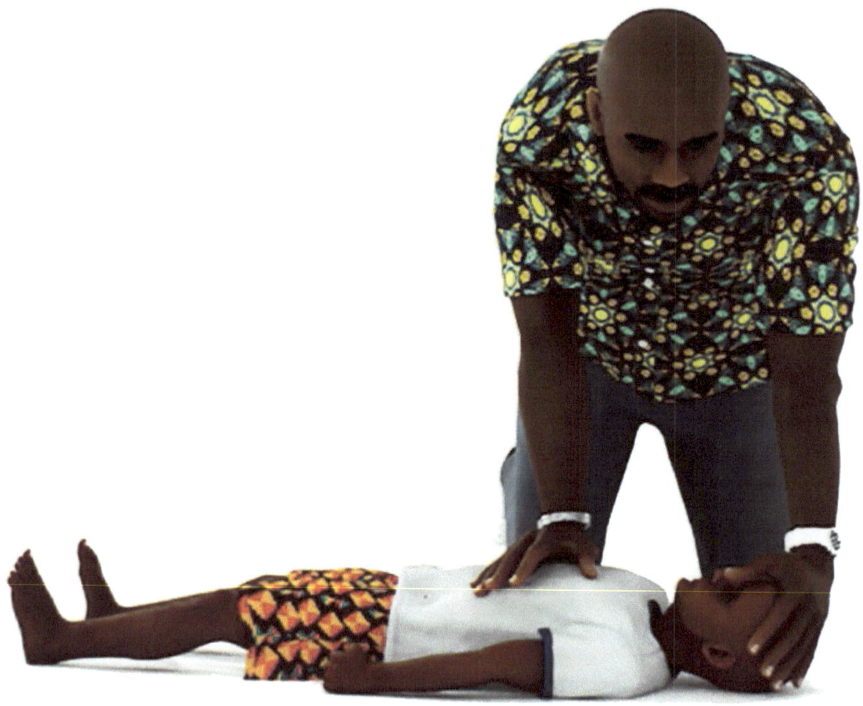

Hoto na Shida: Da zarar an tabbatar cewa babu bugun jini ko numfashi/ɗagawa na ƙirji, kira don a taimaka ko a aika wani ya kira agajin gaggawa kuma a nemi na'urar AED idan tana akwai

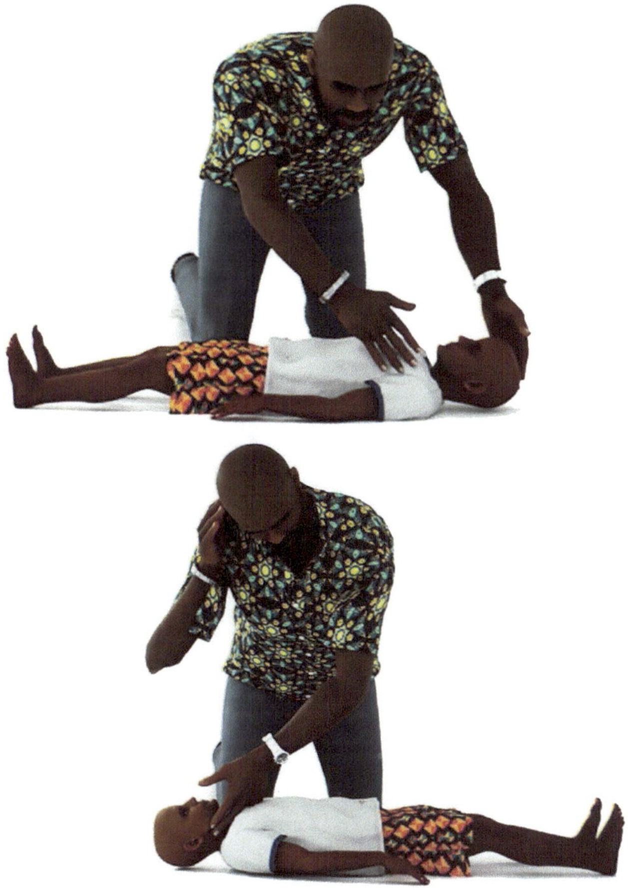

Hoto na Bakwai: Inda za a duba bugun jini: Hanyar jini ta wuyai

Inda za a duba bugun bugun jini:

- Bincika jijiya carotid don numfashin bugun jini da hawan kirji
- Da zarar an tabbatar da cewa yaron baya numfashi ko kuma ba shi da bugun jini, fara matsawa nan da nan.

Fara Matsawa

- Sanya yaron a kan tsayayyen wuri, a kwance a bayansu.
- Don shirya don matsawa, durƙusa kusa da kirjiń yaron.
- Fara matsawa ta hanyar sanya diddigin hannunka a tsakiyar kirji (ƙananan rabin mahaifa).
- Lura: Aiwatar da matsawa da hannu ɗaya ko biyu dangane da girman yaron. A ƙasan layin nono, sanya diddigin hannu ɗaya a tsakiyar ƙirji. Kuna iya yin babban CPR akan manyan matasa ta amfani da hannaye biyu. Tura da sauri na minti biyu (kimanin zagayowar biyar) a ɗari-ɗaya ashirin.

- Zurfin Matsi: Aƙalla ɗaya cikin uku na zurfin ƙirji (inci biyu ko santimita biyar).
- Recoil: Bari ƙirji ya koma matsayinsa na al'ada tsakanin kowace matsawa.
- Buɗe Hanyar Iska: Karkatar da kan yaron kaɗan kuma ɗaga haƙar domin buɗe hanyar numfashi.
- Ba da Numfashi Biyu: Yi amfani da na'urar abin rufe fuska ko baki-da-baki.
- Kowane Numfashi: Ya kamata ya ɗauki daƙiƙa 1 kuma ya haifar da bayyani tashi na ƙirji.
- Ci gaba: Ci gaba da matsawar ƙirji akan yaron har sai an lura da alamun rayuwa kamar bugun jini, numfashi, motsi, ko har sai masu ba da agajin gaggawa sun iso.

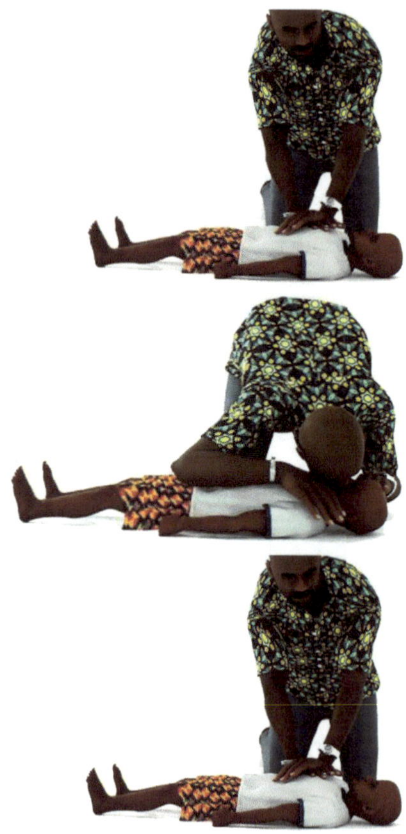

Hoto na Takwas: Yana nuna yin matsawa talatin da kuma ba da numfashi biyu.

Idan Mutane Biyu Suna Nan A Wurin, Bi Matakan Da Ke Sama.

- Duba yanayin da kake ciki don tabbatar da aminci.
- Mai ba da agaji ya buga kafadar yaron a hankali tare da yin kira, "Lafiya?" yayin da yake duba numfashi ko tashin kirji.
- Kira don taimako nan da nan.
- A lokaci guda, bincika bugun jini a hanyar carotid da kuma kallon ko kirjin yana motsi domin tabbatar da numfashi.
- Idan babu numfashi ko bugun jini, fara gudanar da CPR ba tare da bata lokaci ba.

Fara Matsawa

- Fara matsawa a rabon matsawa zuwa samun iska: goma sha biyar: biyu
- Lambar mutum daya yakamata ta fara matsawa goma sha biyar mutum biyu ya kamata ya ba da numfashi biyu ta hanyar karkatar da kai da ɗaga haƙar zuwa bude hanyar iska,
- Ba da numfashi biyu ta amfani da abin rufe fuska na aljihu ko na'urar abin rufe fuska bayan matsawa goma sha biyar
- Ba da numfashi biyu yayin da kake kallon kirjin yana tashi.

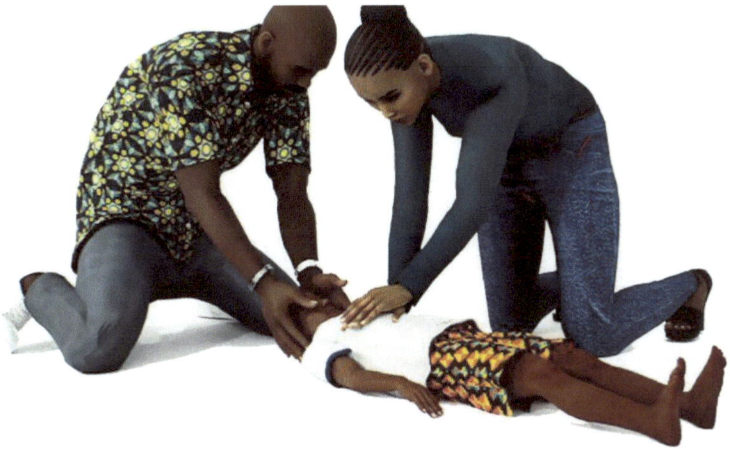

Hoto na Tara: Mutum ɗaya yana yin matsawa akan yaro da mutum na biyu yana ba da numfashi

Yi amfani da AED (idan akwai)

- Idan AED yana hannu, kunna shi kuma bi umarnin murya.
- Aiwatar da faifan AED masu girman yara (ko a yi amfani da fakitin AED na manya idan ba a samun kuɗaɗen yara) bin saƙon murya ko kamar yadda aka umarce su.
- Tabbatar babu wanda ke taɓa yaron yayin da AED ke nazarin bugun zuciyarsa kuma tana ba da shawarar girgiza. Da zarar an bayar da girgiza, ci gaba da CPR nan da nan.
- Ci gaba da matsin kirji da bayar da numfashi na ceto kamar yadda aka umurta har sai taimakon likita ya iso ko kuma yaron ya nuna alamar farfadowa.

BABI NA HUDU

Lokacin da Jariri Ya Zama Marar Amsa (Shekara 0–1)

Shaida ɗaya yana wurin don yin matsin ƙirji ga jaririn da bai da amsa: Bi matakan d a ke ƙasa.

- Duba yanayin ku don aminci
- Mai kallo ya kamata ya taɓa ƙafar jaririn a hankali idan babu amsa, kira don taimako kuma ya nemi AED defibrillator.

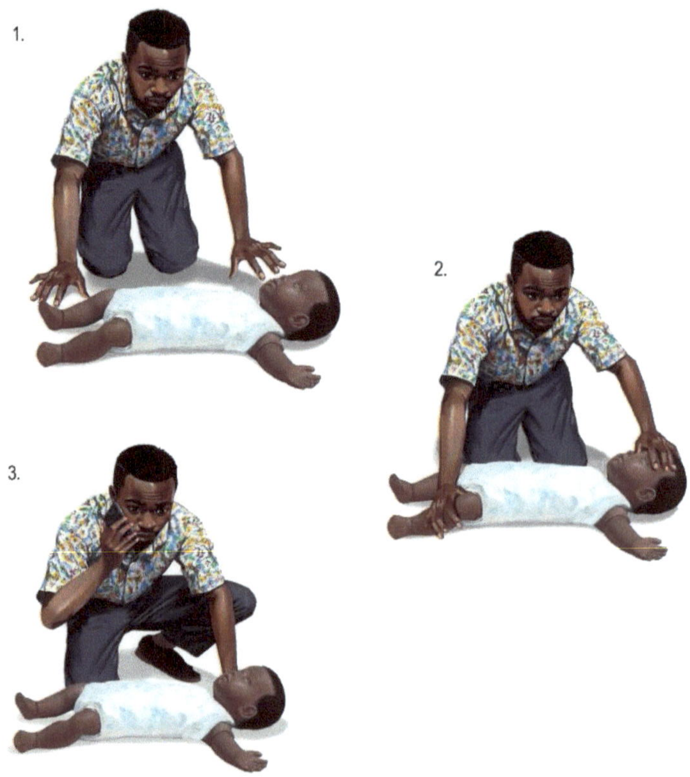

Hoto na Goma: Jaririn bai amsa ba, yana duba numfashi da kiran taimako

Gano wuri: Idan ba a iya gano bugun jini a cikin daƙiƙa goma ba, ko kuma bugun jini ya kasa da sau sittin (60 bpm) a minti tare da alamun rashin jin daɗi ko ƙarancin yawo jinin jiki, fara CPR nan da nan. Idan ba ku da tabbaci, fara matsin ƙirji kai tsaye.

- Ji bugun jini ta hanyar lalubo jijiyar brachial — wadda ke cikin hannun sama, tsakanin gwiwar hannu da kafada.

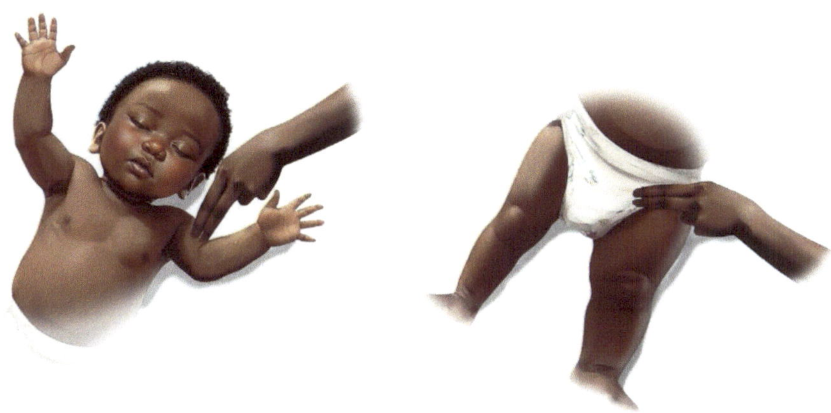

Hoto na Goma Sha Ɗaya: Ji bugun jini (jijiya ta brachial – a cikin sama, tsakanin gwiwar hannu da kafada) kuma a duba bugun jinin femoral.

Fara CPR: Mutum ɗaya yana yin CPR.

- Idan kadai, fara yin mintuna biyu na CPR kafin tafiya don kiran tara ɗaya ɗaya kuma sami AED
- Fara matsawa da yatsu biyu a tsakiyar ƙirji. Zurfin matsi: Aƙalla kashi ɗaya bisa uku na diamita na ƙirji (~ inci ɗaya. biyar ko cm huɗu)
- Tare da matsawa, kalli kirjin ya koma baya.
- Darajar: matsawa ɗari da ɗaya ashirin a cikin minti daya.
- Bada cikakken juyewar ƙirji tsakanin matsawa.
- karkata kai da ɗaga haɓɓaka don ba da numfashi yayin kallon ƙirji ya tashi tsakanin kowane numfashi
- Ci gaba da matsawa talatin da kuma ba da numfashi biyu don zagayowar biyar na biyu mintuna har sai mutum ya dawo hayyacinsa.

Yi amfani da AEDnan da nanidanakwai ko taimakonlikita na gaggawa ya zo.

- Idan akwai, kunna AED kuma bi umarni.
- Yi amfani da mashinan yara idan akwai (ko manya idan ya cancanta, sanya ɗaya akan ƙirji ɗaya kuma a baya).
- Idan an ba da shawarar girgiza, share jaririn kuma ku ba da girgiza.
- ci gaba da CPR nan da nan bayan girgiza

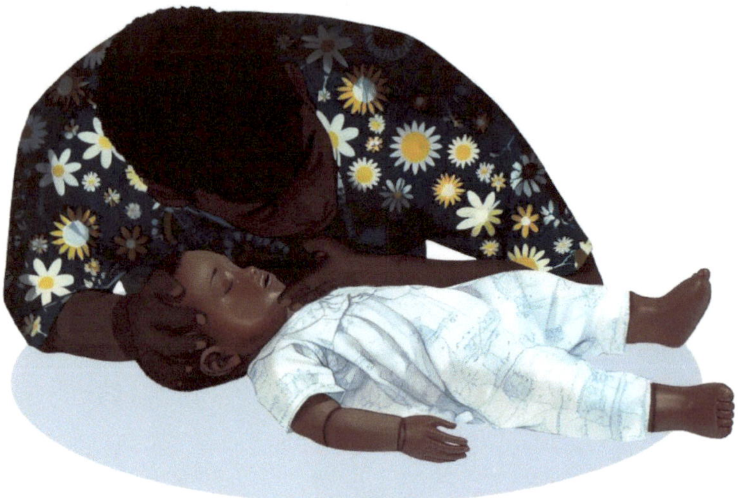

Hoto na Goma Sha Biyu: Neman tashin kirji akan jariri mara amsa

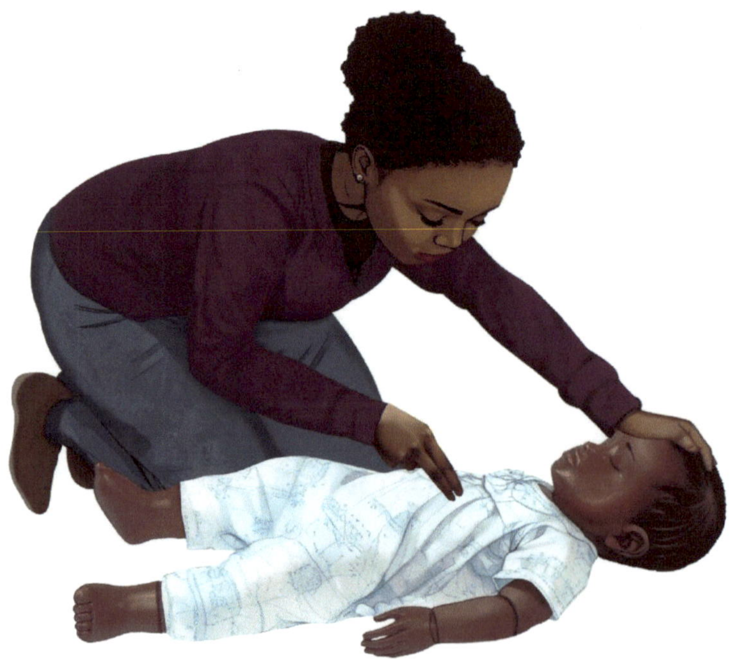

Hoto na Goma Sha Uku: Yatsu biyu (mai ceto ɗaya) a tsakiyar ƙirjin, kusa da layin nono.

1.

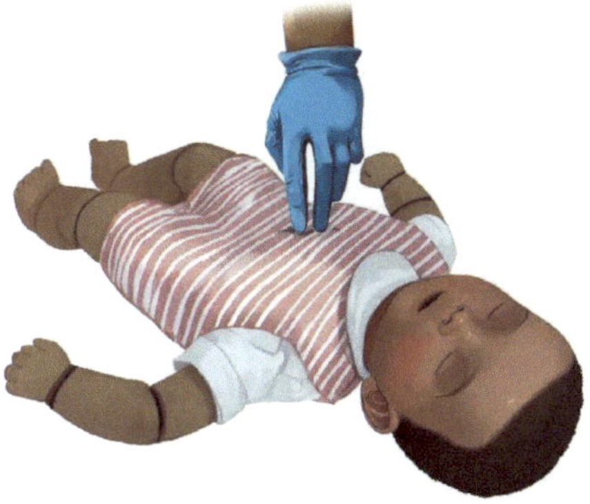

2.

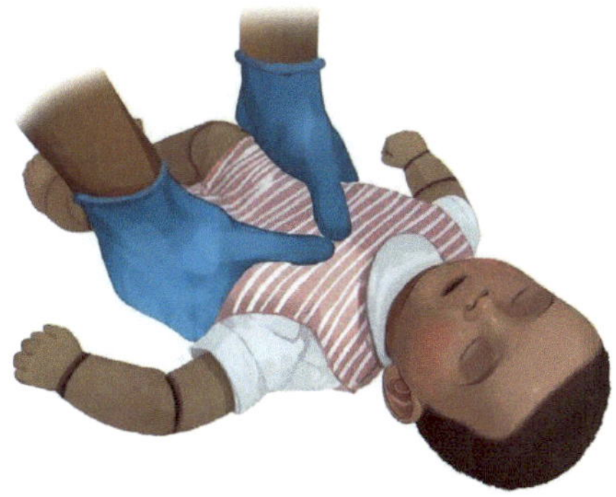

Dabarar kewayen yatsa biyu (masu ceto biyu) - duka manyan yatsan yatsa a kirji, yat- su an nannade su a baya.

Matsawa Mutum Biyu

- Duba yanayin ku don aminci
- Mai kallo ya kamata ya taɓa ƙafar jaririn a hankali idan babu amsa, kira don taimako kuma ya nemi AED defibrillator.
- Wuri: Bincika bugun bugun jini ta hanyar sanya yatsu biyu akan jijiyar brachial a gefen ciki na hannun 'jarirai na sama, tsakanin gwiwar hannu da kafada, kuma a lokaci guda bincika numfashi ko hawan kirji.
- Idan babu bugun bugun jini da za'a iya ganowa a cikin dakika goma ko kuma idan ba ku da tabbas, fara damun kirji nan da nan.
- Kira don Taimako kuma nemi na'urar ta'aziyya ta AED idan akwai.

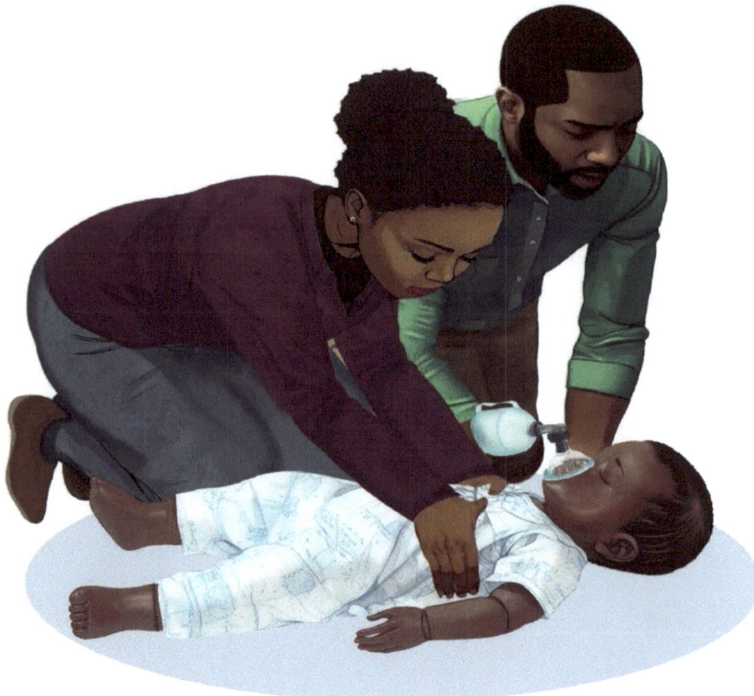

Hoto na Goma Sha Huɗu: Mutane biyu suna yin matsin kirji da ba da numfashi ga jariri da bai mayar da martani ba.

Dubi misalin:

Yatsu biyu a tsakiyar ƙirjin da ke ƙasa da layin nono ko hannu kewaye ƙirjin, kamar yadda aka nuna a cikin hoton.

- Mutum daya yana yin matsawa goma sha biyar
- Zurfin matsi: Aƙalla kashi ɗaya bisa uku na diamita na ƙirji (~ inci biyar ko cm huɗu)
- Bayan matsawa goma sha biyar, mutum na biyu yana ba da numfashi biyu ta amfani da abin rufe fuska ko baki-da-baki.
- Ci gaba na minti biyu, daidai da zagayowar matsawa biyar
- A kan matsawa dari zuwa ashirin a cikin minti daya.
- Bincika jujjuyawar ƙirji tare da kowane matsi
- Kula da hawan kirji tare da kowane numfashi.
- Ci gaba da matsawa har sai jaririn ya motsa yana numfashi, yana nuna rayuwa ko kun gaji da ci gaba.

BABI NA BIYAR

Yin matsi akan mace mai ciki

Lokacin da mace mai ciki ta kasa amsawa, bi matakan daidai da na manya: Bincika bugun bugun jini da numfashi a lokaci guda na tsawon dakika goma.
Lokacin da mace mai ciki ta kasance ba ta amsawa, yana da mahimmanci a san cewa lokacin yin matsawa, dole ne ku bi la'akari na musamman don kada ku cutar da uwa ko jaririn da ke ciki.

Matsayi: Ragewar Uterine na Hagu(LLUD):

- Sanya uwa don tabbatar da cewa babban mahaifa ya kare daga matsawa manyan hanyoyin jini:
- Ana iya yin hakan ta hanyar tura ciki a hankali zuwa hagu da hannu ɗaya yayin da ake matsawa da ɗayan mai ceto
- Idan mutum na biyu ya kasance, a umarce su da su karkatar da matar zuwa gefen hagunta ta hanyar amfani da tawul ko matattakala a ƙarƙashin kwatangwalo na dama.

Idan mai ceto ɗaya ne kawai, sanya tawul ɗin birgima, matashin kai, ko ƙwanƙwasa a ƙarƙashin hip ɗin dama don karkatar da jiki kaɗan zuwa hagu.

Fara Matsawa Kirji

Matsa da ihu don bincika amsa.

Idan ba a amsa ba kuma baya numfashi akai-akai, kira tara daya daya nan da nan kuma fara CPR.
Idan za ta yiwu, faɗakar da masu ba da agajin gaggawa cewa wanda aka azabtar yana da ciki.
Da zarar an tabbatar da cewa babu bugun jini ko numfashi, fara matsawa kirji: bi matakan kamar yadda yake a cikin matsi na manya.

- Sanya hannuwanku a tsakiyar kirji, akan ƙananan rabin nono (Sternum).
- Tura da ƙarfi da sauri, matsawa ƙirjin aƙalla inci biyu (cm biyar) zurfi, yana barin ƙirjin ya koma tsakanin kowane matsawa.
- Idan an horar da numfashin ceto, yi amfani da na'urar abin rufe fuska ko bakin-zuwa abin rufe fuska don isar da numfashi biyu bayan kowane matsawa talatin.
- Isar da matsawa akan adadin ɗari da ashirin matsawa a cikin minti daya.
- A guji cunkushe majiyyaci; Wannan yana bawa mai kallo damar matsawa don samun sarari.
- A matsayin mai kallo, ci gaba da matsawa talatin da biyu don hawan keke biyar, mintuna biyu a ɗari zuwa ashirin matsawa a cikin minti daya har sai taimakon gaggawa na likita
- Bayan minti biyu, duba bugun bugun jini

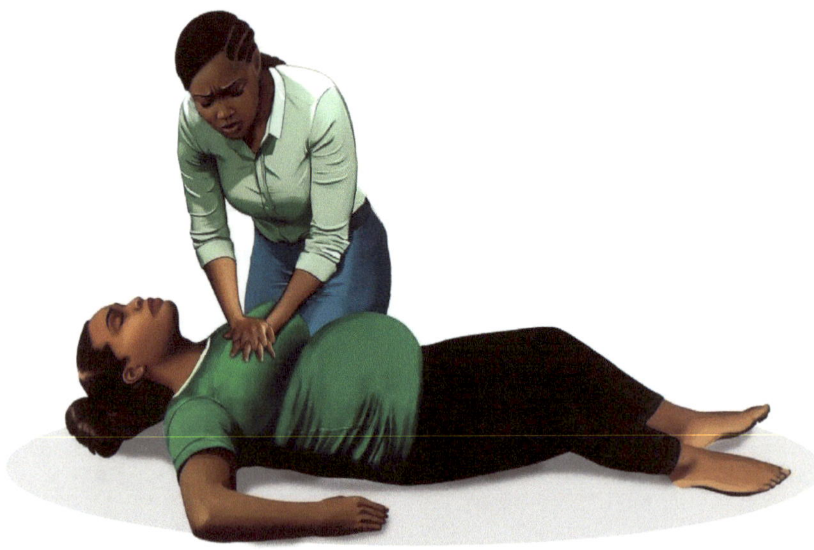

Hoto na Goma Sha Biyar: Sanya hannaye biyu a tsakiyar kirji, a kan ƙananan rabin ster- num. Zurfin matsawa: aƙalla inci biyu (cm biyar) zurfi.

- Sanya hannaye biyu a tsakiyar kirji, a kan rabin ƙananan sternum. Zurfin Matsawa: Aƙalla inci biyu (cm biyar) zurfi. Matsayin Matsawa: 100-120 matsawa a kowace minti.
- Bayan kowanne matsawa na kirji, bari kirjin ya tashi kafin sake matsawa.
- Bayan matsawa talatin, buɗe hanyar iska ta matar ciki ta amfani da kai-karkawa da ɗaga haƙar kuma ba da da numfashi biyu yayin kallon hawan kirji.
- Idan kirjin matar ciki bai tashi lokacin ba da da numfashi na ceto ba, da hankali daidaita kan ta don buɗe hanyar iska sannan a yi ƙoƙari da wani numfashi

Yi amfani da AED (idan akwai)

- Kunna AED kuma bi umarnin.
- Sanya pads na AED kamar yadda aka umarta:
- Idan an buƙata, daidaita nama na nono don tabbatar da sanya kushin da ya dace.
- Idan an ba da shawarar girgiza, share wanda aka azabtar kuma ya ba da girgiza.
- ci gaba da CPR nan da nan bayan girgiza

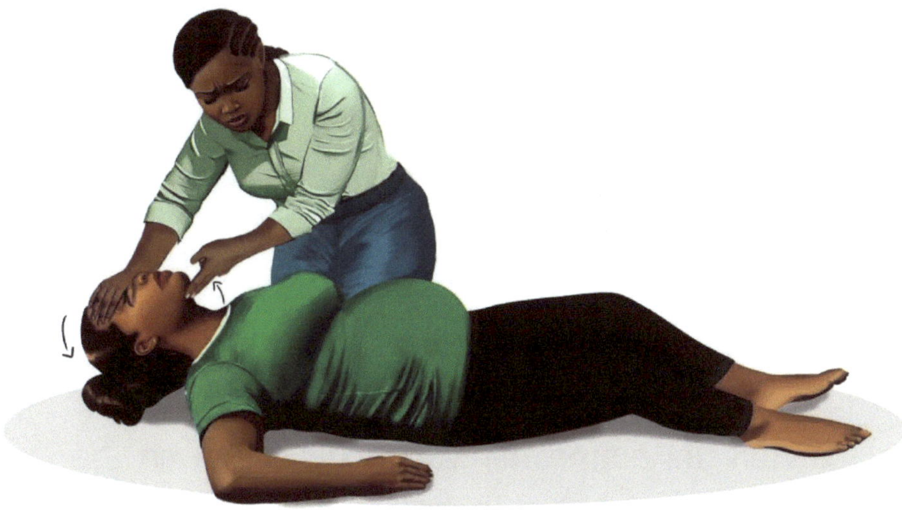

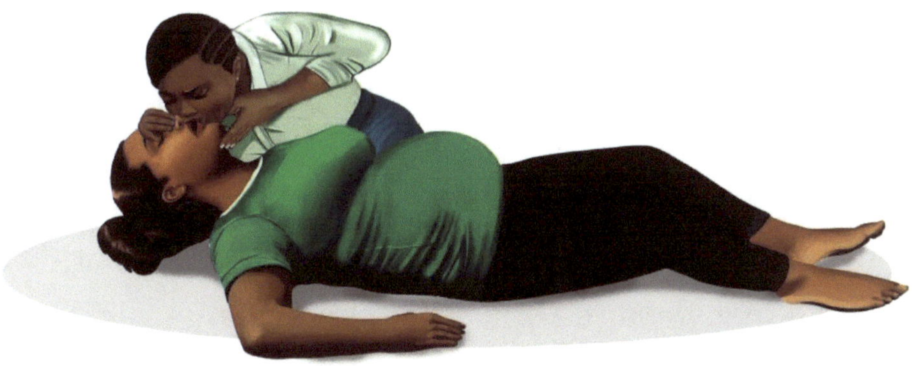

Hoto na Goma Sha Shida: Bada numfashi guda biyu bayan kowanne bugun kirji Talatin.

BABI NA SHIDA

Samar da numfashin ceto

- Bayan kowane minti biyu na matsawa talatin da numfashi biyu, yana da mahimmanci a sake tantance mutum.
- Da zarar an tabbatar da cewa mutum yana da bugun jini, kada ku ci gaba da matsawa; Duk da haka, mai kallo ya kamata ya ba da numfashin ceto idan har yanzu majiyyaci bai amsa abubuwan kara kuzari ko numfashi da kansa ba.
- Ana yin numfashin ceto don kula da kwararar jini da iskar oxygen a lokacin kamawar zuciya. Wannan yana kiyaye iskar oxygen a cikin jini har sai an canza wannan mutumin zuwa wurin kiwon lafiya.

Samar da manya da numfashinceto

Idan babba yana da bugun jini amma har yanzu bai amsa ba, ba su numfashi ɗaya kowane daƙiƙa shida **(Duba Hoto na Goma Sha Bakwai).**

Bayar da Numfashin Ceto

- Ba da baki-da-baki ta hanyar karkatar da kai baya, ɗaga haɓɓaka, da rufe bakin mutum da bakinka. Yi amfani da abin rufe fuska na aljihu ko na'urar abin rufe fuska (idan akwai).
- ta hanyar karkatar da kai baya, ɗaga haɓɓaka, da rufe bakinka akan bakin mutum
- Ba da numfashi ɗaya kowane daƙiƙa shida (numfashi goma a minti ɗaya).
- Kowane numfashi ya kamata ya wuce dakika daya kuma ya sa kirji ya tashi.
- Guji yawan samun iska mai yawa (da yawa ko numfashi mai ƙarfi).

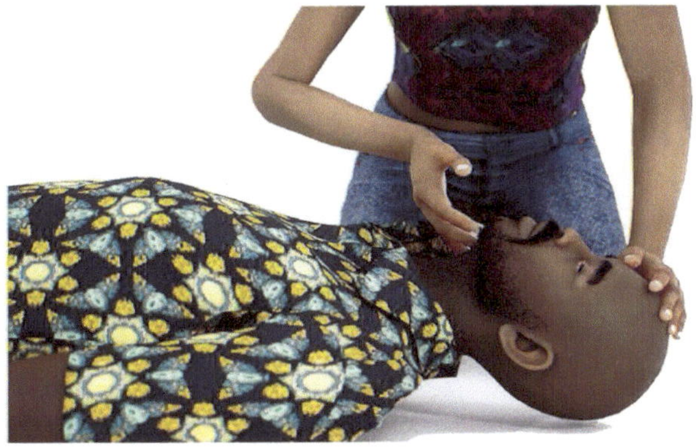

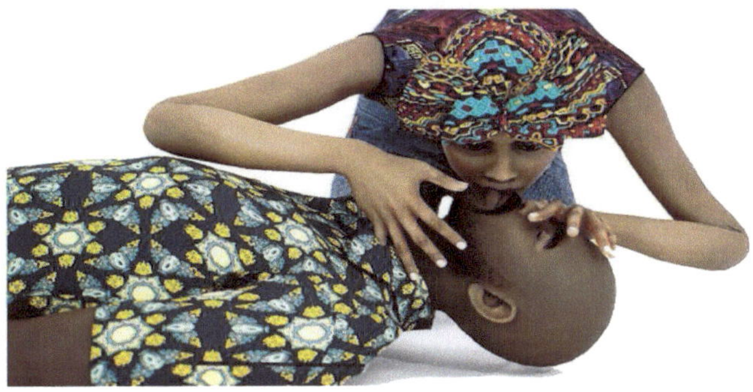

Hoto na Goma Sha Bakwai: Ba da numfashi ɗaya kowane daƙiƙa shida (numfashi goma a minti ɗaya).

- Ci gaba da Numfashin Ceto & Kula da Pulse.
- Yana sake tantance bugun jini kowane minti biyu. Idan mutumin ya rasa bugun bugunsa, fara cikakken CPR nan da nan.
- Idan sun fara numfashi da kansu, sanya su a cikin matsayi na dawowa (a gefen hagu) kuma saka idanu har sai taimako ya zo.

Bayar da numfashinceto ga mai ciki

- Ba da baki-da-baki ta hanyar karkatar da kai baya, ɗaga haɓɓaka, da rufe bakin mutum da bakinka.
- Yi amfani da abin rufe fuska na aljihu ko abin rufe fuska idan akwai.
- karkatar da kai baya sannan ka ɗaga haƙar don rufe bakinka akan bakin mutum don ba da numfashi ɗaya kowane daƙiƙa shida (numfashi goma a minti ɗaya).
- Kowane numfashi ya kamata ya wuce dakika daya kuma ya sa kirji ya tashi.
- Guji yawan samun iska mai yawa (da yawa ko numfashi mai ƙarfi).

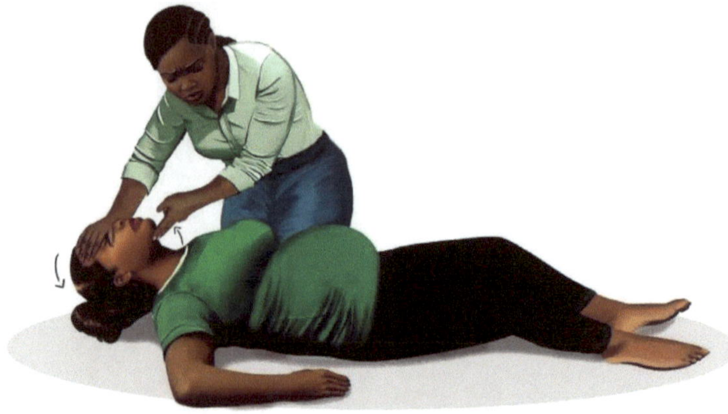

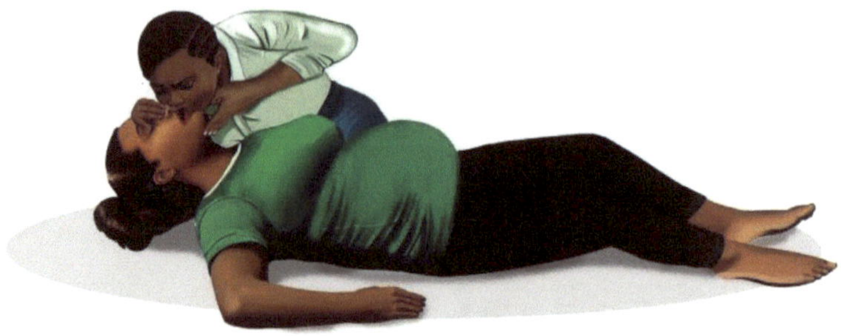

Hoto na Goma Sha Takwas: karkatar da kai baya, yana ɗaga habɓaka, da rufe bakinka akan bakin mutum don numfashi

- Ci gaba da Numfashin Ceto & Kula da Pulse.
- Yana sake tantance bugun jini kowane minti biyu. Idan mutumin ya rasa bugun jini, fara cikakken CPR nan da nan.
- Idan sun fara numfashi da kansu, sanya su a cikin matsayi na dawowa (a gefen hagu) kuma saka idanu har sai taimako ya zo.

Bayar da numfashinceto ga yaromai bugun jini

Duba numfashi da bugun jini.

- Duba, saurare, da jin daɗin numfashi na yau da kullun.
- Bincika bugun bugun carotid ko femoral na bai wuce daƙiƙa goma ba.
- Idan bugun jini (≥ sittin BPM) amma babu numfashi na yau da kullun, fara ceto numfashi.
- Idan bugun jini ya kasance <sittin bpm tare da alamun rashin isassun wurare da-bam dabam, fara CPR nan da nan.

Bayar da Numfashin Cetotare da bugun jini

Da zarar an tabbatar da cewa akwai bugun jini, bi matakan da ke ƙasa

- Samar da numfashin baki-da-baki.
- Tsoka hancin yaron kuma a rufe bakinka a kan bakin yaron.
- Ba da numfashi ɗaya kowane daƙiƙa biyu zuwa uku a cikin minti ɗaya, kallon hawan ƙirji
- Idan kirjin bai tashi ba, sake mayar da kai kuma a sake gwadawa.
- Yi amfani da abin rufe fuska ko na'urar abin rufe fuska idan akwai.
- Ba da numfashi daya kowane dakika biyu- uku (numfashi ashirin da talatin a cikin minti daya).
- Kowane numfashi ya kamata ya wuce dakika daya kuma ya sa kirji ya tashi.
- Guji yawan samun iska (yawanci ko numfashi mai ƙarfi).

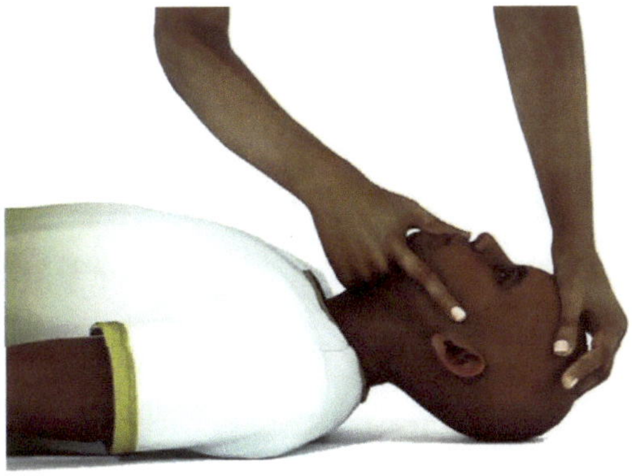

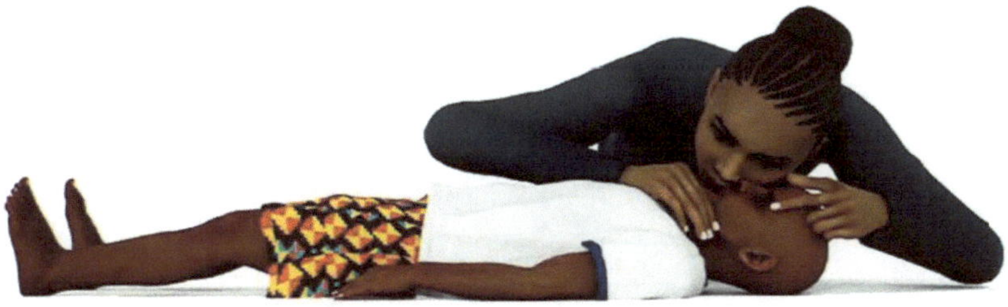

Hoto na Goma Sha Tara: Karkatar da kai sannan ɗaga haƙora don bayar da numfashi. Bayar da numfashi ɗaya kowane daƙiƙa biyu zuwa uku – wato kimanin numfashi ashi- rin zuwa talatin a cikin minti ɗaya

Numfashin Ceto-Jariri yana da bugun jini

Duba Numfashi da bugun jini.

- Duba, saurare, da jin numfashin al'ada.
- Duba bugun jini na carotid ko femoral na mata don bai wuce dakika goma ba.
- Idan bugun bugun jini (≥sittin bpm) amma babu numfashi na yau da kullun, fara numfashin ceto.
- Idan bugun jini ya kasance <sittin bpm tare da alamun rashin isassun wurare da-bam dabam, fara CPR nan da nan.

Bayar da Numfashin Cetotare da bugun jini

Da zarar an tabbatar da cewa akwai bugun jini, bi matakan da ke ƙasa

- Da zarar an tabbatar da cewa akwai bugun jini, bi matakan da ke ƙasa
- Samar da numfashin baki-da-baki.
- Tsoka hancin yaron kuma a rufe bakinka a kan bakin yaron.
- Ba da numfashi ɗaya kowane daƙiƙa biyu zuwa uku a cikin minti ɗaya, kallon hawan ƙirji
- Idan kirjin bai tashi ba, sake mayar da kai kuma a sake gwadawa.
- Yi amfani da abin rufe fuska ko na'urar abin rufe fuska idan akwai.
- Ba da numfashi daya kowane dakika biyu- uku (numfashi ashirin da talatin a cikin minti daya).
- Kowane numfashi ya kamata ya wuce dakika daya kuma ya sa kirji ya tashi.
- Guji yawan samun iska (yawanci ko numfashi mai ƙarfi).

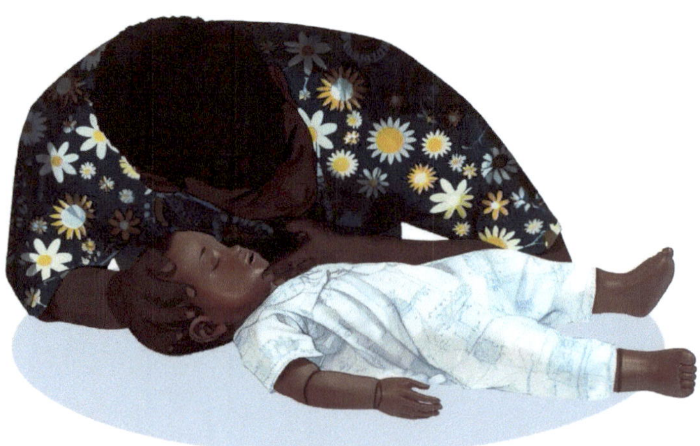

Hoto na Ashirin: Neman hawan kirji

BABI NA BAKWAI

Shaƙewa

Tsawancin toshewar hanyar iska na iya haifar da mummunan sakamako ko ma ya zama mai kisa; wajibi ne a gane alamun shaƙewa a cikin mutum kuma a yi aiki nan da nan. Dubi alamun gama-gari na shake a ƙasa:

- Wanda aka shake zai fuskanci rashin iya numfashi, magana, ko tari yadda ya kamata.
- Wanda aka shake zai iya kama wuyansa, wannan shine "alamar shaƙewa ta duniya," inda nan da nan mutumin ya kama wuyansa da hannu ɗaya ko biyu.
- Surutu Masu Maɗaukaki: Suna iya yin hayaniya ko ƙarar ƙara yayin ƙoƙarin numfashi.
- Juya Blue (Cyanosis): Lebe, fuska, ko yatsa na iya zama shuɗi saboda rashi
- da oxygen
- Kallon firgici ko damuwa: Sau da yawa suna jin tsoro ko firgita yayin da suke ƙoƙarin samun iska.
- Shake mutane na iya rasa hayyacinsu
- Za su iya zama sume idan ba a cire abin nan da nan ba ko kuma ya wargaje su.

Mutum da aka shaƙe: babba ko yaro

- Idan babba ko yaro yana shaƙa, tantance halin da ake ciki.
- Ƙarfafa manya da yaro su yi tari. Idan ba za su iya tari ko yin sauti ba, tambaya, "Shin kuna shaƙa?" kuma ku nemi izinin taimako.
- Sanya kanka a bayansu, sanya ƙafa ɗaya tsakanin ƙafafunsu don kwanciyar hankali.
- Ba da bugun ciki (Heimlich Maneuver)

Buga Baya:

- Dan tankwasa su gaba kadan.
- Yi amfani da diddigin hannunka don yin motsi na sama (Heimlich Maneuver), wanda yake da sauƙi kamar matsawa a sama.
- Yi hannu kuma sanya shi a saman maɓallin ciki.
- Kamo hannunka da dayan hannunka.
- Yi gaggawar matsawa zuwa sama don taimakawa kawar da abun.

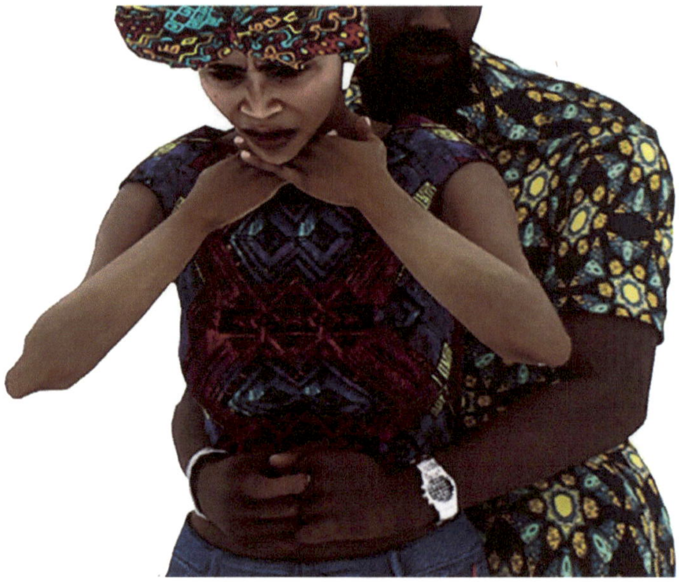

Hoto na Ashirin da Ɗaya: Bugun ciki: matsin lamba a cikin ciki don fitar da abin da ke toshe hanyan numfashi.

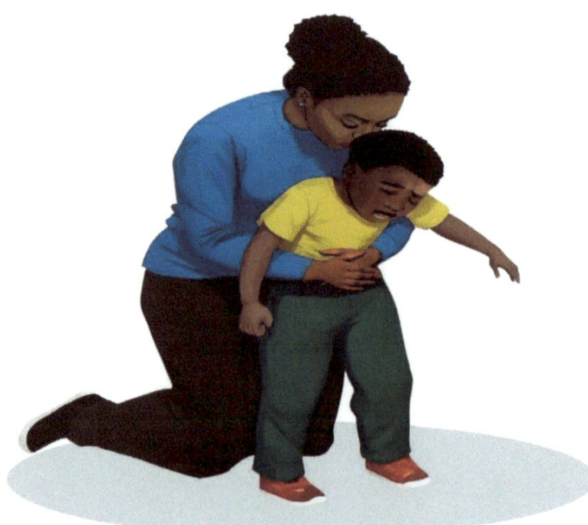

Hoto na Ashirin da Biyu: Bugun ciki: matsin lamba a cikin ciki don fitar da abin da ke toshe hanyar numfashi na yaro.

Matar ko Yaro da ke ɗauke da matsalar shanyewar abinci ya zama mara amsa kuma ba za ka iya Gano bugun jini ko ganin tashin da saukar ƙirjin ba.

Kira Sabis na Gaggawa: Nan da nan kira ko wani ya kira taimako.

- Bi matakai don Fara CPR: Fara da damfara ƙirji talatin da numfasawa biyu **(bi ma- takai iri ɗaya a Babi na uku)**
- Bincika bakin ga abin da ke toshe hanyar iska kafin ba da numfashin ceto guda biyu.
- Kada kayi share makaho.
- Yi maimaita har sai taimako ya zo ko abin ya lalace.

Ciki: Mai Ciki

Don kawar da shaƙewa a cikin mace mai ciki, ya kamata ku yi amfani da dabarar bugun ƙirji maimakon bugun ciki, kamar yadda ciwon ciki zai iya matsawa jariri. Ga abin da za a yi:

- Idan mai ciki yana shakewa, tantance halin da ake ciki.
- Tsaya Bayan mai ciki: Tsaya a bayan mai ciki, sanya ƙafa ɗaya a tsakanin ƙafafunta don taimakawa wajen daidaita ta.
- Nemo Matsayin Ƙirjin: Sanya hannayenka a tsakiyar ƙirjinta, kusa da ƙashin ƙirjin (sternum).
- Bada Ƙirjin Kirji: Lanƙwasa hannu ɗaya a cikin dunƙule kuma sanya shi a tsakiyar ƙirjinta, haɗa hannun, da yin bugun kirji, ciki, da sama.
- Ci gaba da waɗannan abubuwan har sai abin ya ɓace.

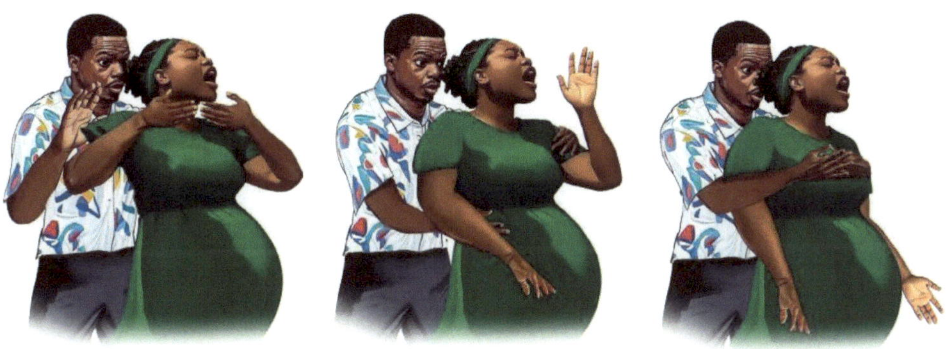

Hoto na Ashirin da Uku: Yin bugun ciki ga mace mai ciki mai shakewa

Idan Mutum bai amsa ba:

- Kira don Taimako kuma nan da nan kira sabis na gaggawa ko sa wani yayi haka.
- Bi matakai don Fara CPR: Fara da damfara kirji talatin da numfashi biyu (bi matakan kamar yadda ake yin CPR akan mace mai ciki)
- Bincika bakin ga abin da ke toshe hanyar iska kafin ba da numfashin ceto guda biyu.
- Kada kayi share makaho.
- Maimaita har sai taimako ya zo ko abin ya ɓace.
- Ƙaddamar da ƙirjin da aka daidaita da ciki yana taimakawa wajen guje wa matsa lamba na ciki, yana sa wannan hanyar ta kasance mafi aminci ga uwa da jariri.

Jariri yana shakewa

- Bi waɗannan matakan don taimakawa jinjirin shaƙewa (sifili zuwa shekara ɗaya)
- Yi la'akari da halin da ake ciki, bincika idan jariri zai iya tari, kuka, ko yin sauti, kuma ƙarfafa su su ci gaba da tari don share hanyar iska.
- Idan sun yi shiru, ba za su iya tari da kyau ba, ko kuma suna da wahalar numfashi, wannan alama ce ta shaƙewa.
- Ci gaba da bugun kirji da bugun baya (a kusa da kafada).
- Da fatan za a zauna ku goyi bayan kai da wuyan jaririn da hannun ku yayin da kuke riƙe su ƙasa tare da goshin ku.
- Doke hannun gabanka akan cinyarka don kiyaye jaririn ya tsaya, tare da ƙasa da matakin ƙirjin su.

Buga Baya:

1. Yi amfani da diddigin hannun ku na kyauta don isar da bugun baya har zuwa biyar a tsakanin kafadar jaririn.
2. Bincika don ganin ko abu ya tarwatse bayan kowace bugu.

Matsawa kirji:

1. Idan ba a fitar da abin ba bayan bugun baya, juya jaririn fuska, yana goyan bayan kansa.
2. Sanya hannunka a tsakiyar kirji kuma ka ba da bugun kirji biyar akan

tsakiyar kirji, kusa da layin nono. Danna ƙasa kusan ɗaya. inci biyar.
Maimaita zagayowar mari biyar na baya da bugun kirji biyar har sai abin ya lalace ko jaririn na iya sake yin kuka.

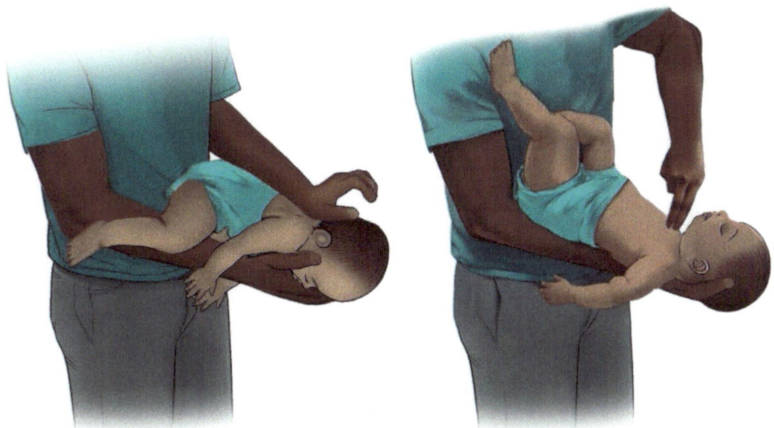

Hoto na Ashirin da Huɗu: Yin mari biyar baya da bugun ƙirji biyar akan wani jariri mai shakewa

Jaririmai shakewa ya zamamara amsa

- Kira don taimako: Kira sabis na gaggawa nan da nan ko wani ya yi haka.
- Fara jariri CPR:
- Fara da matsawar ƙirji talatin (ta amfani da yatsu biyu a tsakiyar ƙirji ko hannu don kewaye ƙirjin).
- Kafin ba da numfashi biyu, duba bakin abu.
- Ci gaba har sai taimako ya zo, jaririn ya fara numfashi da kansa, ko kuma abin ya ɓace.
- Ɗaukar matakin gaggawa ya zama dole saboda jarirai suna da rauni musamman ga rikitarwa daga shakewa.

BABI NA TAKWAS

WAZOBIA CPR Jagoran: Canjin Rayuwa Mai Kyau

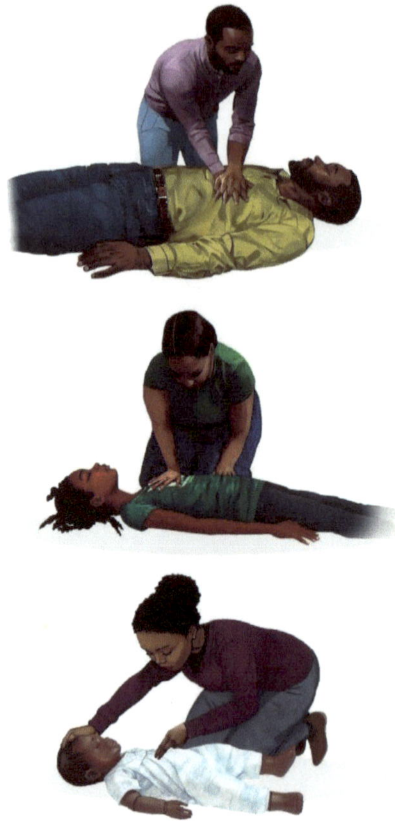

Hoto na Ashirin da Biyar: Mutanen da ke yin matsi akan manya, yara, da jarirai.

Dangane da jagororin Ƙungiyar Zuciya ta Amurka (AHA) 2020, Defibrillator Automated External Defibrillator (AED) yana da tasiri wajen magance rhythms masu ban tsoro lokacin amfani da su tare da CPR (Hajeb-Mohammadalipour, Chon, Cascella, & Valentine, 2021). Yana taka muhimmiyar rawa wajen maido da ayyukan zuciya na yau da kullun. Amfani da AED yana inganta ƙimar rayuwa sosai don yanayi kamar fibrillation na ventricular ko aikin lantarki mara ƙarfi. Da zarar AED ta zo, sai a shafa shi a kirjin mutumin nan da nan, tare da bin umarnin muryar na'urar. Saboda ƙirar abokantaka mai amfani da ƙananan bukatun horo, AEDs na zamani suna samuwa don amfanin jama'a, har ma da waɗanda ba su da horo.

Matakai Kan Yadda Ake Amfani da AED Lokacin CPR

- Kunna AED. Bi faɗakarwar murya kuma manna fatun AED a kan ƙirjin mutum ba tare da tufafi ba
- Sanya kushin daya a kan kirjin dama na sama, ɗayan kuma a gefen hagu na ƙasa.
- Tabbatar cewa babu wanda ya taɓa mutumin lokacin da AED yayi nazari ko ya ba da mamaki.
- Danna maɓallin girgiza idan AED ya umarce shi don isar da girgiza.
- Ci gaba da CPR Nan da nan bayan girgiza.
- Fara matsawar ƙirji kuma bi abubuwan AED har sai Taimako ya zo.

Hoto na Ashirin da Shida: Defibrillator na waje mai sarrafa kansa (AED)

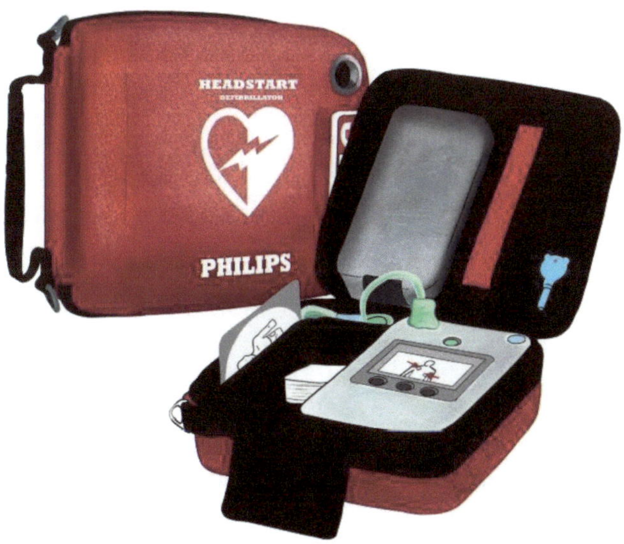

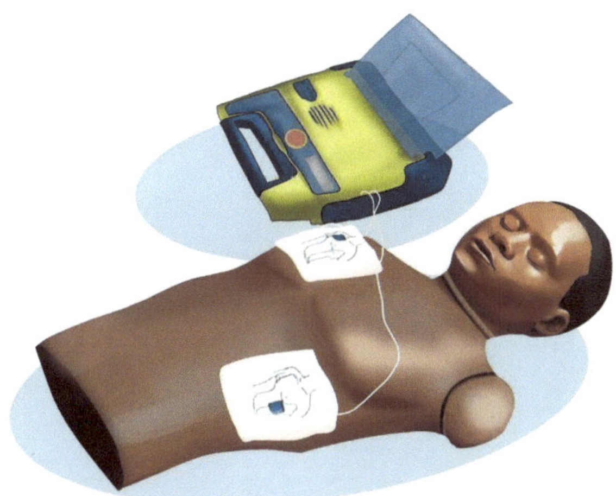

Hoto na Ashirin da Bakwai: Na'urar Farkarwa ta Waje ta Atomatik (AED) ga manya

Jagorar CPR Mai Cetar da Rai Mataki-Mataki

Wannan jagorar zai taimaka wa mutanen dake kusa su yi CPR yadda ya kamata, wanda yake da matuƙar muhimmanci wajen ceton rayuka. Bin waɗannan matakai masu sauƙi da bayyanannu wajen yin CPR na iya ƙara yiwuwar rayuwar wanda ke da matsalar zuciya, ko dai ɗan uwa ne ko kowa a cikin al'ummarku.

Iyayen gida da abokai na iya jin rashin tabbas ko shakka wajen yin CPR ga yara, miji, uwa ko abokansu, wanda zai iya sa su yi jinkiri ko su ƙi yin CPR. Yana da matuƙar muhimmanci a kira taimako nan da nan, musamman idan ka ga abin yana faruwa.

Jagorar CPR ta WAZOBIA ba ta maye gurbin samun takardar shaidar CPR ko buƙatar halartar azuzuwan tabbatarwa a matsayin malamin CPR ba. Wannan jagorar tana ba wa mutanen dake kusa ko kowa bayanai masu sauƙi kuma cikakku game da yadda ake yin CPR a matsayin taimakon gaggawa don ceton rai idan

IGBO

Ime ngwa ngwa ka obi mmadụ laghachi azụ mgbe iku ume kwụsịrị — N'Asụsụ

IGBO

Ndụ Bara Uru Ịzọpụta: Ntuziaka Nke Mmadu Niile
(Life Worth Saving: A Guide for Everyone)

Díbịa Elizabeth N. Ubochi (DNP, MSN Ed., RN)
Dọkịta N'ọmume Nlekọta Ahụ
Onye Nkuzi Nlekọta Ahụ

Ndepụta Isiokwu

MMALITE

Usoro (CPR) ime ka otiti mkpuruobi mmadụ laghachite azi mgbe nkuume kwụsịrị

Nkwusi oru mkpuruobi nwere ike ime n'oge ọbụla, n'ebe ọbụla. Nkwusi oru mkpuruobi n'èbe abughi ụlọọgwụ (OHCA) bụ nnukwu nsogbu ahụike n'obodo gbaa gburugburu (Hayeshi & Iwasaki, 2024). O bu ihe nwute na onuogugu ndi si ya lanaputa dị onu ala, ọkachasị n'ihe metụtara OHCA. Dika Mat, Kyoung-Jun na Rea (2018), ndị obodo na ndị na-enyere aka kwesịrị ịmara ma mụta etú e si eme CPR n'ụzọ ziri ezi. Ihe e ji deputa akwụkwọ a bu iji ghazie usoro ntuziaka site na igosi ndịmkpa di na imụta CPR na otu esi eme ya.

Oru mkpuruobi onye obula nwere ike ikwusi n'abe na-abughi uloogwu (OHCA); dika Mat, Kyoung-Jun na Rea (2018), OHCA bụ otu n'ime ihe na-ebute ọnwụ n'ụwa. Dika Buelt, Kennedy na Arnold (2023) siri kọwara udị ọrịa obi mgbu dika oru nrụgide, mpigide, nnyigbu nke sitere n'oru a na-aru aru maọbụ nrụgbu ahu nke na-adikarị n'azụ akpa obi (sternum).

Imata ka esi eme CPR bụ ohere ịnye mmadụ ohere ọzọ abuo na ndụ. "Ndụ Niile Kwesiri nzoputa"

Nkwenye a bụ nke ndị nkuzi ahụike, ndị gụrụ akwụkwọ, na ndị ọkachamara na-ekwu banyere.

Ntuziaka WAZOBIA CPR na-enye nghazi zuru oke,usoro n'usoro etu esi eme ihe mpitu obi, inyere okenye, umuaka na umu amuru amu ohuru aka na nkuume, ma na-ejikwa ihe mberede. Akwụkwọ a no dịka ngwa dị mkpa n'imara usoro esi azọpụta ndụ.

ISI NKE MBỤ

Ajụjụ A Na-ajụkarị (Frequently Asked Questions):

Kedu usoro a ga-eso iji zọpụta ndụ?

a. Ịmata ozugbo na mkpuruobi mmadụ enwela nsogbu (Cardiac Arrest).

b. Ọ bụrụ na mmadụ ahụ anaghị aza, mepe usoro enyemaka mberede (emergency response system)

c. Malite CPR n'oge ma na-elekwasị anya na mpitu obi (chest compression) na inye nkuume (breathing).

d. Usoro nghazi na-akwado mpitu obi site otu narị (100) ruo otu narị na iri abụọ (120) kwa nkeji, a na-eme ya n'okirikiri ise (5 cycles). Okirikiri pụtara mpitu iri atọ (30 chest compressions) na enyemaka nkutuume abụọ (2 rescue breaths) a na-eme nke a iji mee ka ọbara na ikuku na- aga n'ahụ mgbe mkpuruobi kwụsịrị ịrụ ọrụ.

e. Omume mpitu kwesịrị ịbụ sentimita abụọ (2 inches) ma ndị okenye na ụmụaka, na otu na ọkara inchisi (1.5 inches) na ndi ụmụntakịrị.

f. Jide n'aka na i nyere nkuume abụọ (2 breaths) n'oge mpitu.

g. Ume ọbụla kwesịrị idi ihe dịka otu timtim ruo timtim abụọ (1–2 seconds), ma na-ele ka obi (chest) si bulie n'etiti nkuume.

h. Jiri Ngwaọrụ Akpaka Mpụta Maka Ịtọgharị Mkpuruobi (AED)) ozugbo ma o dị; ọ bụ na ọ dịghị, gaa n'ihu na-eme mpitu ruo mgbe enyemaka ga-eji bia.

Ònye Nwere Ike Ime CPR?

Onye ọ bụla nwere ike ime CPR ma ọ bụrụ na ọ gbasoro usoro edepụtara n'akwụkwọ nghazi WAZOBIA CPR. Nke a gụnyere ndị ezinụlọ, enyi, ụmụaka, ndị di nso dgz, ọ bụghị naanị ndị ọrụ ahụike.

Ihe ndi maobu onye dị nso n'ozugbo na-egbughi oge nwere ike ime ka ohere ịlanarị bawanye.

Kedu Mgbe E Kwesịrị Inye Ume Site N'ọnụ Na CPR?

Ndị di nso kwesịrị inye nkuume site n'ọnụ n'etiti mpitu obi, n'ihi na ikuku bụ ihe dị mkpa na akụkụ ahu, okachasi ụbụrụ na mkpuruobi. Ma ọ bụrụ na onye no nso agaghi enye aka n'ikuume, ọ ga-aga n'ihu ime mpituị obi n'enweghị nkwụsị ruo mgbe enyemaka ọkachamara ga-abia.

Dịka Song, Ki, Park, Song, na Shin (2023) si kwuo, American Heart Association (AHA) na-atụ aro ka a hu na ohere diri ikuku nke ọma mgbe a na-eme CPR. Inye nkuume CPR n'oge na-enyere aka ime ka ikuku di n'ọbara na-arụ ọrụ nke oma. Inyere nkuume n'etiti mpitu obi bụ ihe dị mkpa na ndi ndụ okachasi oge nkuume nwere nsogbu maobu nkwusi oru mkpuruobi n'oge di anya.

O bu mgbe niile ka Ịrụ CPR na-ebute mmerụ ahụ na ya?

Otu n'ime usoro kachasị arụ ọrụ n'ịk-walite ohere mgbapụta ndụ bụ ka ndị nwere ihe omume ahụ kpọọ ọrụ mberede ozugbo ma malite ipitu obi n'oge na-adịghị anya. Dị ka Skelton, Templeton, Dang Guay, MacInnes, na Clegg (2024) siri kọwaa, ipitu obi nwere ike ime ka ohere mgbapụta ndụ bawanye nke ukwuu. Otú obula o siri di, nke a egisighi na mmadụ niile ga-adi ndụ site n'ipitu obi.

Mmadu nwere ike inwe mmebi ogwe etiti mkpuruobi (sternum) maọbụ mmebi ọkpụkpụ agbawa (ọkpụkpụ mbibi) na enweghị ịdịte aka na mgbidi obi n'ihi nrụgide e tinyere n'akụkụ sternum n'oge enyemaka mkpali mkpuruobi na ume (CPR). Nke a nwere ike ime ka iru ọrụ nkuume daa mbà nke ukwuu, na-eduga n'udị mgbagwoju anya n'ịchekwa ọnọdụ ahụike (Comanici, Farmidi, Bhudia, & An-ikin, 2022).

ISI NKE ABỤỌ

Ikwụsị Mkpuruobi / Enweghị Mmezite: Gịnị Ka Ị Ga-eme?

- Lee anya na gburugburu gi maka nchekwa
- Tie aka n'ubu okenye ahụ, juo "Ị dịkwa mma?". Ọ bụrụ na-enweghi nzaghachi, kpọọ maka enyemaka ma jụo maka AED (ya bu ngwa oru e ji agwọ mmadu mgbe mkpuruobi ya kwusịrị iti eti). **Lee Ihe Nlereanya Mbụ.**
- Sekpuru ala n'akụkụ onye ahụ, tụkwasị azụ ya n'elu ala siri ike, ma tinye aka gị n'etiti obi ya.
- Lee akwara carotid iji hụ ma obi ya na-akụ. Lee etu obi ya si ebilite ma na-ada. Mẹtụ akwara ahụ n'otu ugboro, ruo timtim iri.(10 seconds). **Lee Ihe Nlereanya Abụọ**
- Ọ bụrụ na mgbatị na ume adịghị, onye na-ele anya kwesịrị ịmalite site na ipitu iri atọ (30) ma nye nkuume abụọ (2). N'inye nkuume, meghee ụzọ nkuume site n'usoro ntụgharịa isi/head tilt na ịdọro agba aka/chin lift); **Lee Ihe Nlereanya Ise**

  Jide ya n'aka ma ị cho inye nkuume abụọ n'azu ipitu obi n'ugboro iri ato.
- Nkuume ọbụla kwesịrị ịdịru otu timtim. Hu ka obi si ebili na nkuume ọbụla ma nye ohere ka ikuku pụta tupu inye nke ọzọ.
- Ọ bụrụ na obi ebilighi na nkuume mbụ, tụgharịa isi ma kwuchie aka n'imi ya nke oma tupu inye nkuume nke abụọ.
- Mpitu obi kwesịrị ịdị site na otu narị ruo otu narị na iri abụọ (100-120) kwa nkeji.

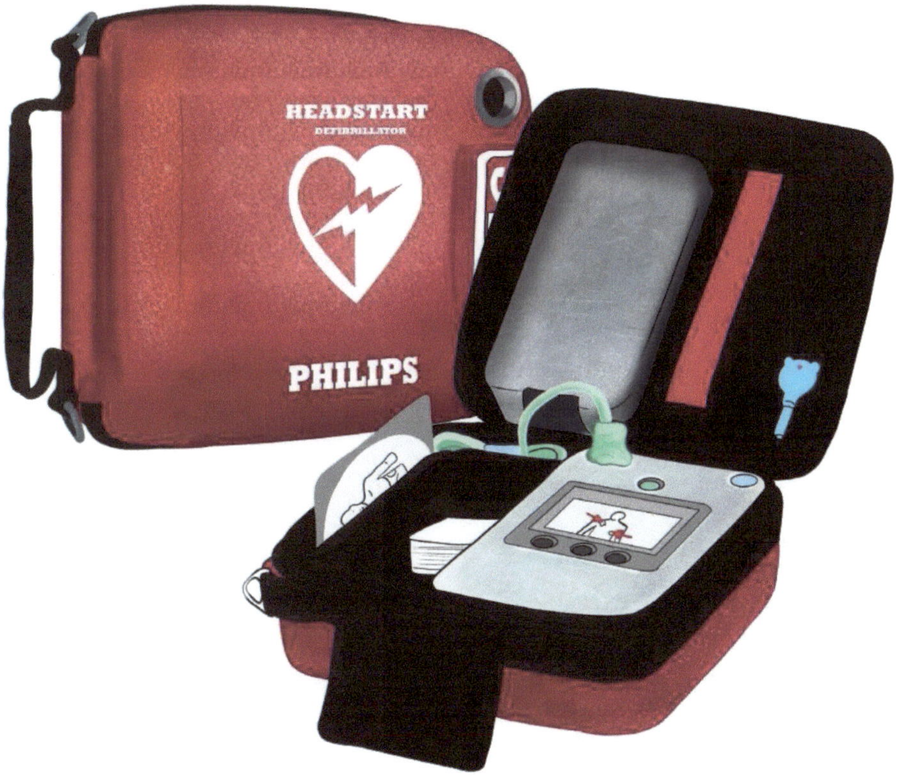

Ihe Nlereanya Otu: Ngwaọrụ Na-akpaghị Aka Maka Ịtọgharị Mkpuruobi.

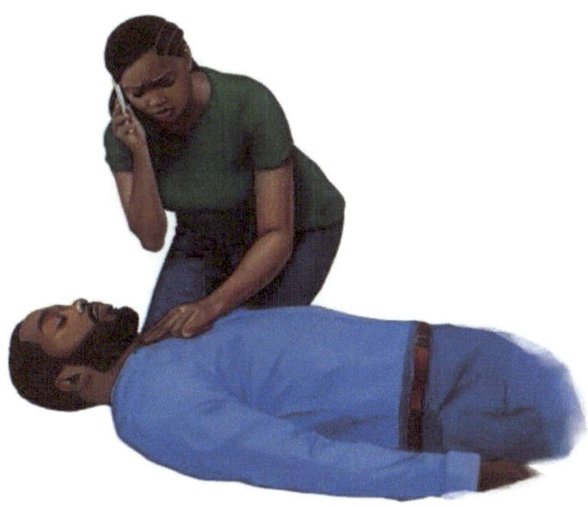

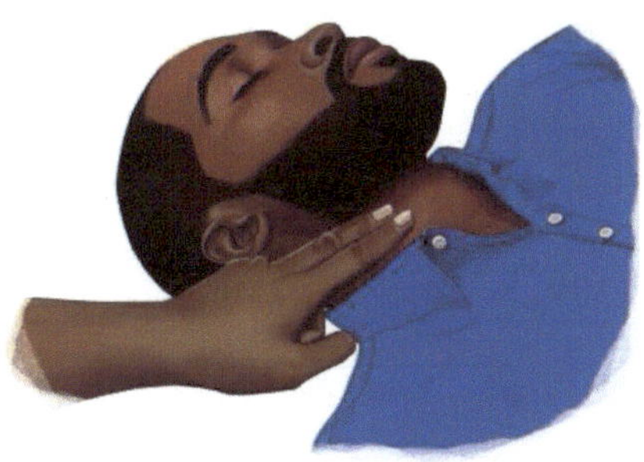

Ihe Nlereanya Abụọ: Nleta maka ọnuogugu otiti mkpuruobi nakwa obi mbilite. Lee carotid artery maka mpitu obi ma lekwa ka obi (chest) si ebili ma na-ada.

Tinye onwe gi na onye I choro izoputa n'onọdụ ziri ezi:

- Ozugbo ịchọpụtara na onye ahụ enweghị mgbatị mkpuruobi ma ọ naghị eku ume, gbado ikpere n'akụkụ onye ahụ ma malite ipitu obi.
- Tinye obi otu aka n'elu nke ọzọ n'etiti obi ya (chest) ma jikọta mkpịsị aka gị

Lee Ihe Nlereanya Anọ

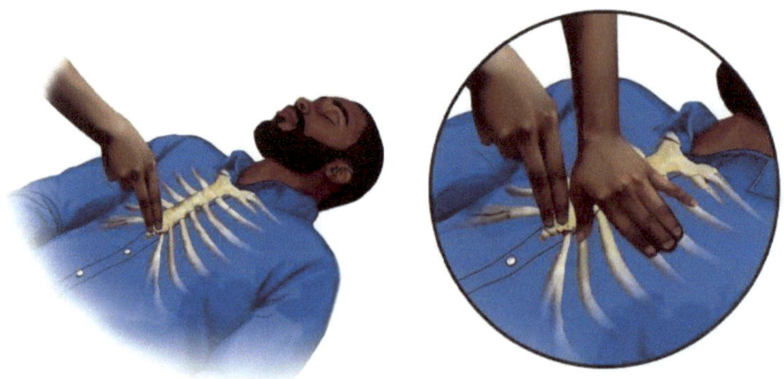

Ihe Nlereanya Atọ: Ụzọejiedebe aka: N'etiti obi ya(chest),n'akụkụala nke sternum.

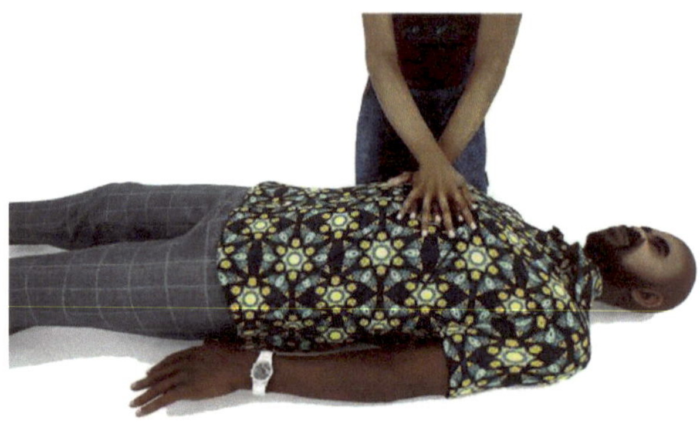

Ihe Nlereanya Anọ: Malite mpitu obi: mpitu obi nke di omimi: o peka 2 inch (5 cm)

Mgbe Ị Kwesịrị Ịkwụsị:

- Ọ bụrụ na onye ọrịa amalite ịkụ ume, onye na-enyere ya aka kwesịrị ịkwụsị mpitu obi.
- Gaa n'ihu na-enyere nku ume aka (rescue breathing) ma ọ bụrụ na o enweghi nkume. **Lee Ihe Nlereanya Iri na Asaa** maka ihe gbasara onodu onye choro inyere nkuume aka kwesiri ino.

Mmadụ abụọ na-emere okenye CPR

Ọ bụrụ na mmadụ abụọ nọ n'ebe ahụ ime ipitu obi ma onye ahụ enweghị nzaghachi, ọ dị mkpa igbaso usoro ndị otu onye na-ele anya, ma naanị na onye mbụ ga-enye mpitu obi iri atọ ebe onye nke abụọ ga-enye nkuume abụọ n'azu mpitu obi ahu. Gbasoro usoro di n'okpuru ebe a:

- Onye no nso nke mbụ kwesịrị ịmalite mpitu obi.
- Tinye aka abụọ n'etiti obi ya (akụkụ ala nke sternum), otu n'elu nke ọzọ. **Lee Ihe atụ Anọ**
- Mee mpịtu obi iri atọ (30) n'omimi nke epeghi mpe na sentimita ise (5 cm) maọbụ inchisi abụọ (2 inches).
- Jisie mpitu obi ahu site n'ọnụogugu otu nari ruo otu narị na iri abụọ kwa nkeji.
- Mgbe obula ipituru obi, kwe ka obi (chest) laghachite azu nke ọma tupu ipitukwa ya ozo.
- Inye obi ohere ibilie tupu ịme mpitu obi ọzọ dị mkpa.
- Ọ na-enyere obi aka isete ọbara ozo, nke na-eme ka mpitu obi ọbụla nyere ọbara aka igarute n'akuku ndi ozo n'ahụ.
- N'azu mpitu obula, kwe ka obi nochite ebe o kwesiri I di.

Nye enyemaka nkuume (onye na-enye aka nke abụọ)

- Jiri usoro ntinye isi na ịkwalite agba ka ị mepee ụzọ ikuku.
- Nye enyemaka nkuume abụọ site n'onu kwere onu (mouth-to-mouth) maọbụ akpa ikuku onu (ọ bụrụ na akpa ikuku onu dị, nke a bụ itụ aro), obi kwesịrị ịgbalite na nkuume ọbụla, nke ga-adịru otu timtim.
- Kwa nkeji abụọ niile (ihe dị ka okirikiri ise, mpitu obi iri atọ na nkuume abụọ), onye na-enye aka na nkuume nwere ike kwusi ka onye ozo mekwa iji nwe ohere izu ike. Onye no nso na-eme mpitu obi kwesịrị ịme ka a mara mgba mgbanwe ahụ ga-adi.
- Jide n'aka na nkwụsị mpitu obi agaghị adikari timtim iri (10 seconds).

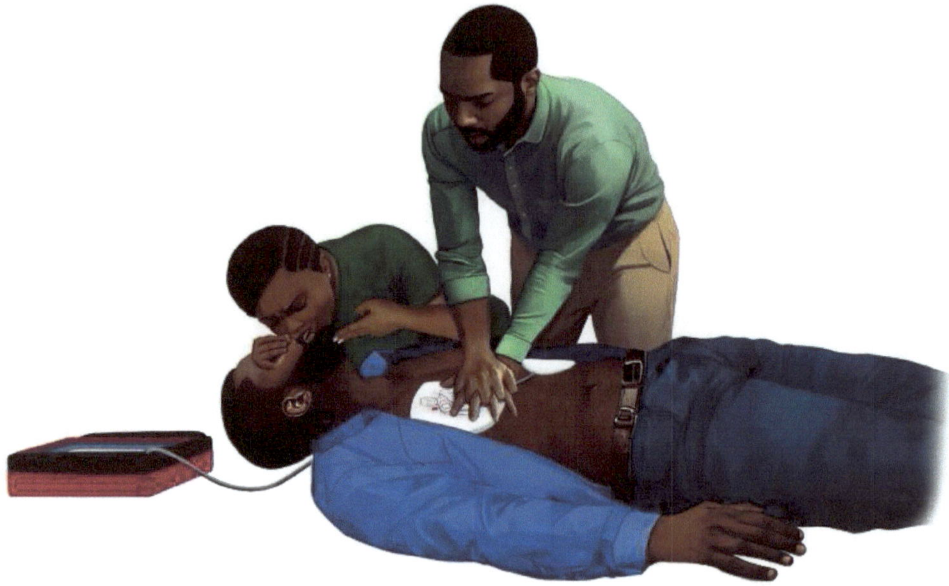

Ihe Nlereanya Ise: Ndị no nso abụọ nọ na-eme mpitu obi na nkuume.

ISI NKE ATỌ

Akwụkwọ Ntuziaka N'usoro usoro maka CPR Nwatakịrị (Site n'Otu Afo ruo na n'Iba okenye)

Nwatakịrị Enweghi Mmeghachi:

Onye no nso kwesịrị ijiri nwayo titu nwa ahu aka n'azụ ma jụọ, 'Ị dịkwa mma?' mgbe ọ na-enyochaputa nkuume site n'ile anya ka obi si ebili n'oge nkuume ọbụla.

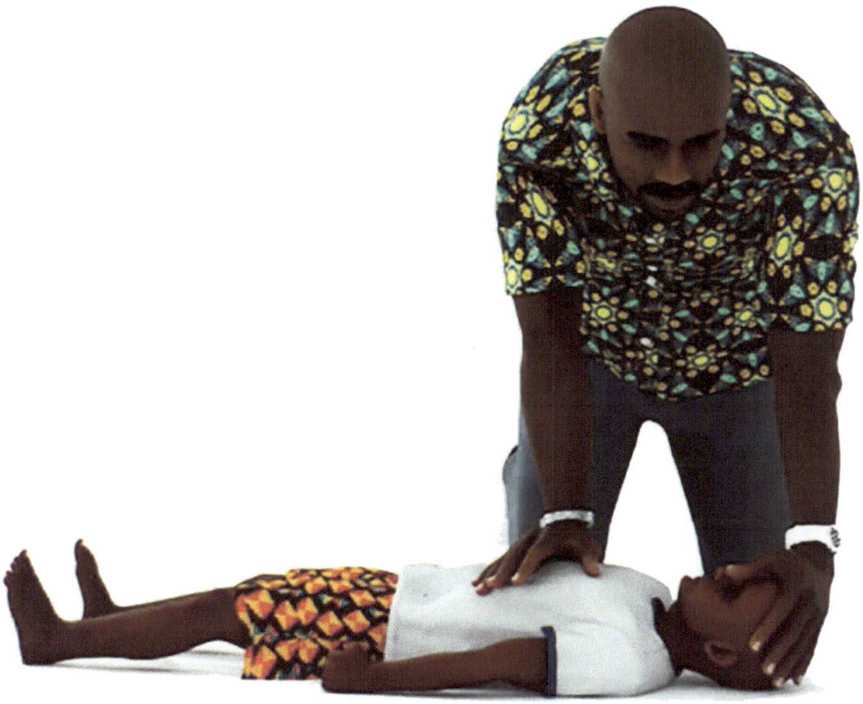

Ihe Nlereanya Isii: Ozugbo ichoputara na enweghị mgbatị obi maọbụ nkuume/mbili obi, kpọọ enyemaka maọbụ ziga onye ọzọ ka ọ Kpọọ ọrụ enyemaka mberede ma jụọ maka AED defibrillator ma ọ bụrụ na ọ dị

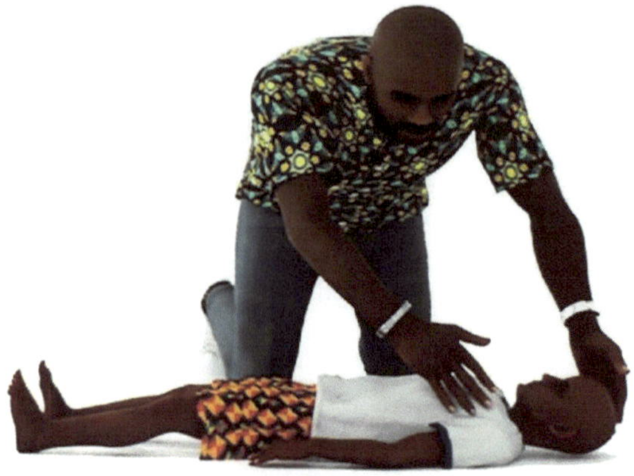

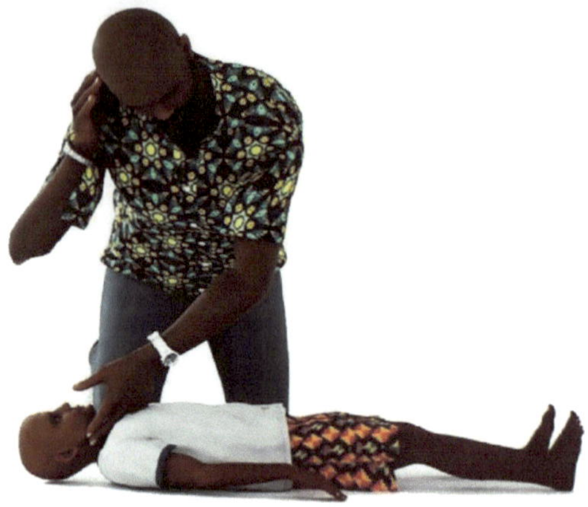

Ihe Nlereanya Asaa: Ebe ị ga-enyocha maka mgbatị obi: Carotid artery

- Lee carotid artery maka mgbatị obi, ma lee maka nkụ ume site n'ịleta etu obi si agbago elu ma na-agbada n'otu oge.
- Ozugbo ekwenyere na nwa ahụ anaghị eku u me maọbụ na ọ nweghị mgbatị mkpuruobi, malite mpitu obi ozugbo.

Malite mpitu obi:

- Debe azu nwa ahụ n'elu ala siri ike.
- Iji kwadebe maka mpịtu obi, gbado ikpere n'akụkụ obi nwa ahụ.
- Malite mpitu obi site n'itinye azu aka g ị n'etiti obi ya (n'akụkụ ala nke sternum). Mata: Jiri otu aka ma ọ bụ abụọ nye mpịtụ obi, dabere etu nwa ahụ ha. N'okpuru ahịrị nkwụsị afọ, tinye azụ otu aka gị n'etiti obi. Ị nwere ike ime CPR okenye n'aka ndị toro ogologo site n'iji aka abụọ.
- Pitu ya osiiso n'ihe dika nkeji abụọ (ihe dị ka okirikiri ise) na otu nari ruo otu nari na iri a bụọ (100-120) kwa nkeji.
- Mpitu obi nke miri emi: O peka otu n'ime ato (1/3) nke omimi mpitu obi (2-inchisi maọbụ 5 cm).

- Mee mpitu obi site n'otu narị (100) ruo otu narị na iri abụọ (120) kwa nkeji.
- Mgbe obula ipituchala obi, nye ohere ka obi (chest) gbasaa tupu ịmegharị ya ọzọ.
- Mepee ụzọ nkuume: Tọọ isi nwa ahụ ma bilie nyada agba ya iji nye nkuume.
- Nye nkuume abụọ site na akpa ngwa nkuume onu maọbụ n'onu kwere onu (mouth-to-mouth).
- Gaa n'ihu na-eme mpitu obi n'ahu nwa ahụ ruo mgbe ihe ngosi nke ndụ pụtara, dịka mgbatị mkpuruobi, nkuume, mmegharị, maọbụ rue mgbe ndị na-eleta ahụ ruru.

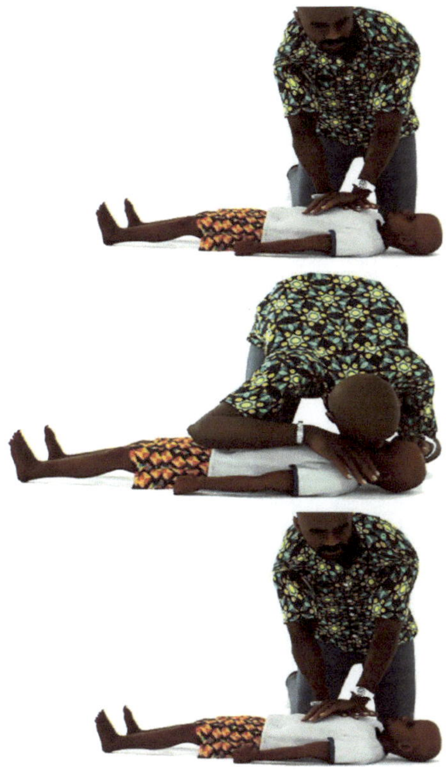

Ihe Nlereanya Asatọ: Mee mpitu obi iri ato ma nye nkuume abụọ.

Ndị mmadụ Abụọ nọ n'ebe ahụ. Soro Usoro ndị a.

- Ndị no nso kwesịrị ilele gburugbru ahụ ihu na nchekwa onye no nso na nke nwa ahu di.
- Onye no nso kwesịrị ịjiri nwayo metu ubu nwata ahu aka ma tie mkpu si, "Ị dịkwa mma?" ma ọ bụrụ na enweghị nzaghachi, kpọọ enyemaka ozugbo, maobu kpọọ ọrụ enyemaka mberede, ma gwa onye nọ n'akụkụ ka ọ jụọ maka AED defibrillator ma ọ bụrụ na ọ dị.
- Lelee carotid artery maka mgbatị mkpuruobi ma leta maka nkuume site n'obi inyi elu ma gbadaa n'otu oge; ozugbo ekwenyere na nwa ahụ anaghị ekuume maọbụ na ọ nweghị mgbatị nkpuruobi, malite mpitu obi ozugbo.

Malite ịpịtu obi:

- Malite mpitu obi na nchekwa n'usoro: iri na ise: abụọ (15:2).
- Onye nke mbụ no nso ga-eme mpitu obi ugboro iri na ise (15).
  Onye nke abụọ no nso ga-enye nkuume abụọ (2), site n'ịtụgharị isi na imepe agba nwa ahụ iji mepee ụzọ nkuume.
- Nye nkuume abụọ (2) site n'iji akpụkpọ nkwachi imi maọbụ ngwa akpa mkpuchi imi, ma emecha mpitu obi ugboro iri na ise (15).
- N'oge ọbụla I mechara mpitu obi, hapụ ka obi (chest) gbasaa nke ọma tupu emee mpitu ọzọ.
- Gaa n'ihu n'ime mpitu obi na-enweghị nkwụsị ruo nkeji abụọ (2); nye mpitu obi iri na ise (15) na nkuume ugboro abụọ (2) n'okirikiri ise (5), site n'otu narị ruo otu nari na iri abụọ kwa nkeji (100–120 compressions per minutes).

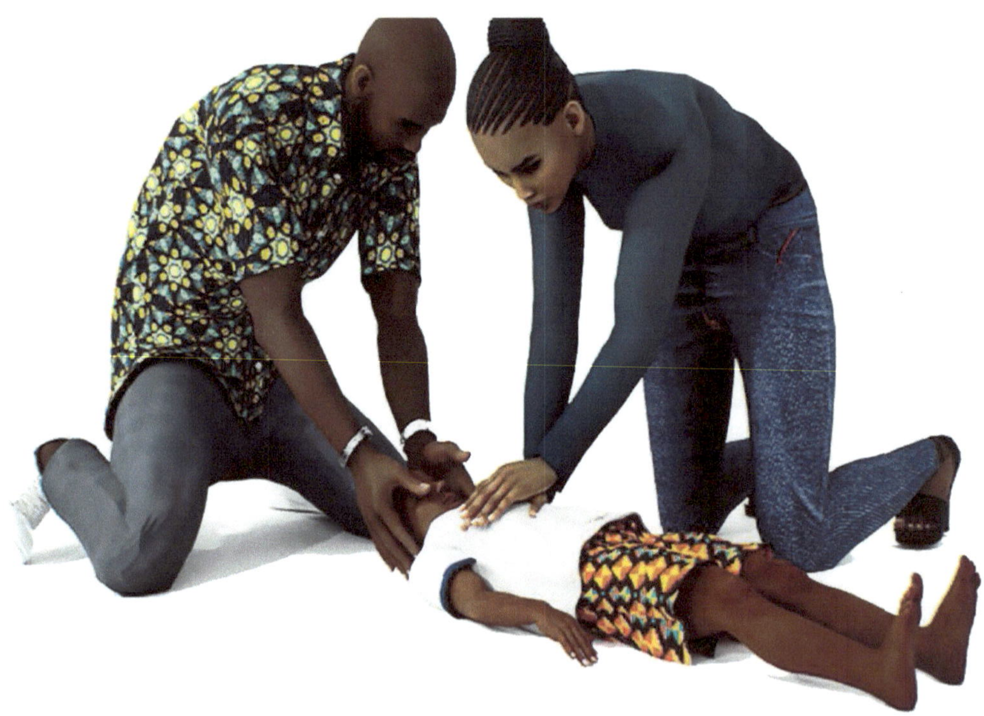

Ihe Nlereanya Itoolu: Otu onye no nso na-eme mpitu obi n'ahu nwa ahu, ebe onye nke abụọ na-enye nkuume.

Jiri Ngwa ọrụ Na-akpaghị Aka Maka Ịtọgharịmkpuruobi ma ọbụrụ na ọ dị (Automated External Defibrillator (AED)

- Ọ bụrụ na Ngwa ọrụ Na-akpaghị Aka Maka Ịtọgharị mnkpuruobi (AED) dị, gbanye ya ma soro ntuziaka onu na nke anya ya.
- Jiri pediatric pads ma ọ bụrụ na o di; ma ọ bụghị ya, jiri padi nke okenye, jiri nwayo na ojiji ya, tinye otu n'elu etiti obi nwa ahu ma tinye nke ozo n'azụ ya, hu na padi ahu anaghi emetu onwe ha maobu diri n'elu onwe ha.
- Hu na ọ dịghị onye metụrụ nwa ahụ aka mgbe Ngwa ọrụ Akpaka Mpụta Maka Ịtọgharị mkpuruobi (AED) na-enyocha mkpuruobi ya, maọbụ na-enye ndụmọdụ maka ịkụ ọkụ eletriki.
- Ozugbo a kwụsịrị ịkụ ọkụ, malitegharia CPR ozugbo.
- Gaa n'ihu n'ipitu obi na nkuume na-atụgharị dịka a kọwara ruo mgbe enyemaka ọkachamara jiri bịa maọbụ na nwa ahụ gosiri na ndu abiala.

ISI NKE ANỌ

N'oge Nwa Amụrụ Ohuru Enweghi Mmeghachi (Site n'ọnwa efu ruo Otu afọ): Otu Onye No nso Na-eme Mpitu Obi n'ebe Nwa ohuru Anaghị Aza Di.

Usoro mmalitere Nwa Amuru Ohuru

- Lee gburugburu ebe ahụ maka nchekwa.
- Onye no nso kwesịrị ịtitu ụkwụ nwa ahụ nwayọọ ma kpotu aha ya. Ọ bụrụ na enweghị nzaghachi, kpọọ enyemaka ma jụọ maka ngwa na-akwalite obi na-apụghị ịkụ (AED defibrillator)

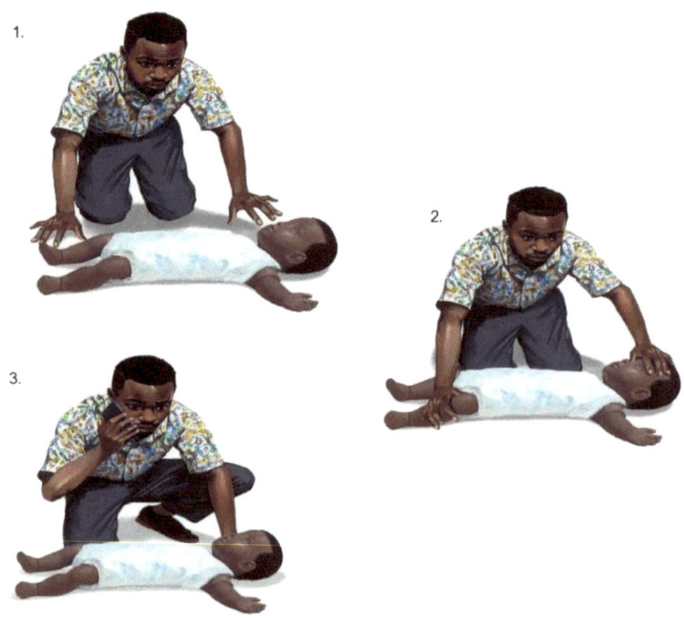

Ihe Nlereanya Iri: Mgbe ịchọtara nwa ahụ na-adịghị aza, jiri nwayo titu ụkwụ nwa ahụ ma kpọọ enyemaka.

Ebe E Si Enyocha Maka Mgbatị Obi: Lee maka mgbatị obi site n'itinye mkpịsị aka abụọ na brachial artery n'ime akwara elu ubu nwa ahụ, n'etiti nkebi aka na ubu ya, ma leta nkuume maọbụ mgbalịte obi.

- Ọ bụrụ na enweghị mgbatị mkpuruobi a n a-ahụkarị n'etiti timtim iri m aọbụ mgbatị obi <60 bpm na ngosi nke ịkpụpụta ọjọọ, malite CPR, maọbụ ọ bụrụ na ị nweghi nghota, malite mpitu obi ozugbo.
- Mụta mgbatị mkpuruobi (brachial artery - n'ime akwara elu n'ubu aka, n'etiti nkebi aka na ubu)

1.

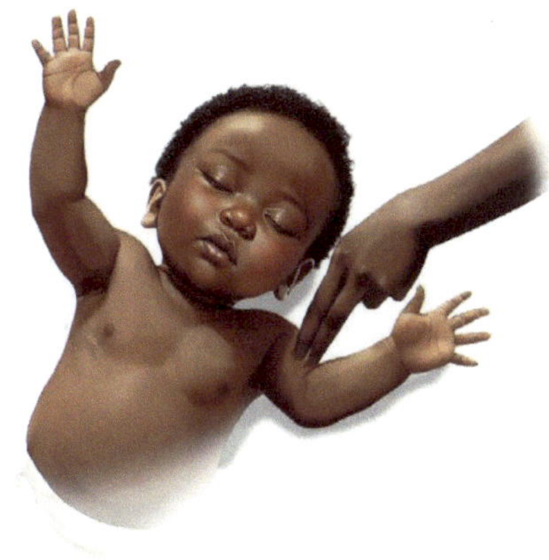

2.

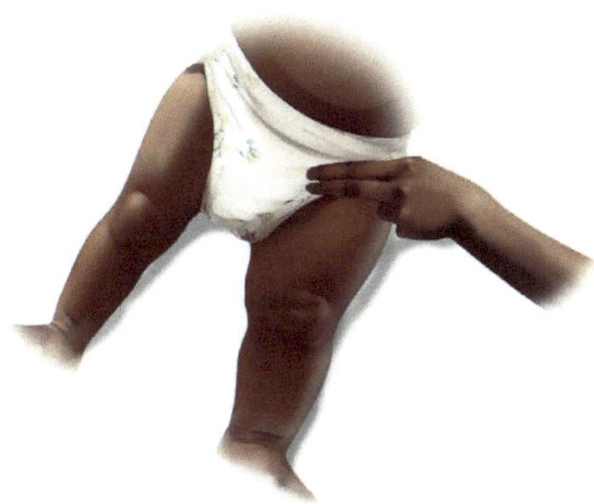

Ihe Nlereanya Iri na Otu: Mụta otú e si ele mgbatị mkpuruobi anya (n'ime akwara elu n'ubu aka, n'etiti nkebi aka na ubu) ma lee mgbatị obi ofuma.

Malite CPR: Otuonye na-eme CPR.

- Ọ bụrụ na o bu naanị gị no, mee CPR n'ihe dika nkeji abụọ tupu ị kpọọ ọrụ enyemaka mberede ma chọta ngwa ọrụ AED di nso.
- Jiri mkpịsị aka abụọ malite mpitu obi n'etiti obi. Omimi mpitu Obi: o pecha npe ihe dịka otu inchisi na okara (1.5 inches) maọbụ sentimita anọ (4 cm).
- N'azu mpitu obi obula, kwe ka obi ahụ bilie tupu ịpịa ya ọzọ.
- Pịda obi ahu na uzo kwụ ọtọ, na-achọ inweta mpitu obi site otu narị ruo otu narị na iri abụọ (100 ruo 120) kwa nkeji.
- Tụgharịa isi ma meghe agba iji nye nkuume, ma na-elele etu obi ahụ si ebili n'etiti nkuume ọbụla.
- Gaa n'ihu na-eme mpitu obi iri atọ (30) ma nye nkuume abụọ (2) n'okirikiri ise (5) ruo mgbe onye ahụ ga-amalite ịmaliteghachi nkuume maọbụ ruo mgbe enyemaka mberede bịarutere.

Jiri AED ozugbo ma ọ bụrụ na ọ dị:

- Ọ bụrụ na AED dị, gbanye ya ma soro ntuziaka ya.
- Jiri pediatric pads ma ọ bụrụ na ọ dị (maọbụ jiri padi nke okenye ma ọ bụrụ na ọ dị mkpa, tinye otu n'elu obi na nke ozo n'azụ).
- Ọ bụrụ na a na-atụ aro ngwa nkuja obi, hu na mmdu niile puru ebe nwa ahu no tupu I nyefe nkuja ibo ahụ.
- Mgbe nyechara nkuja AED, malite mpitu obi ozugbo.

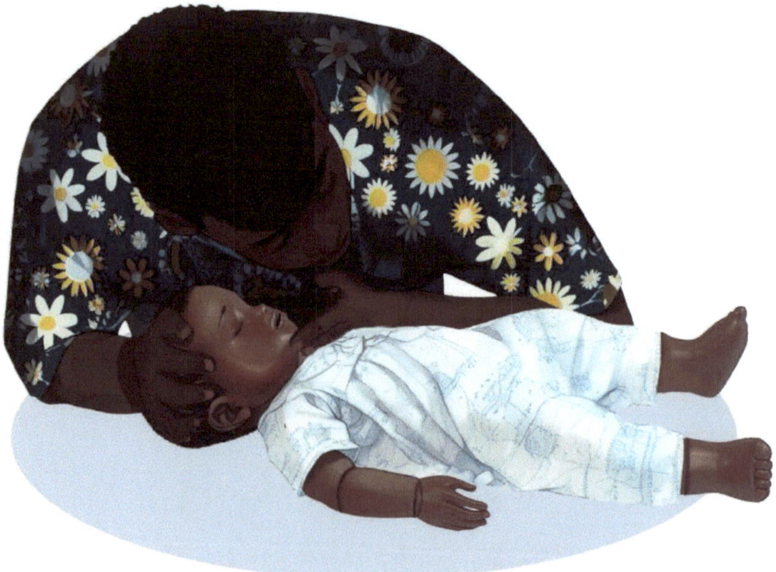

Ihe Nlereanya Iri na Abụọ: Lee obi nwa ahụ iji chọpụta ma ọ na-ebili ma na-ada nke na-egosi na ọ na-eku ume.

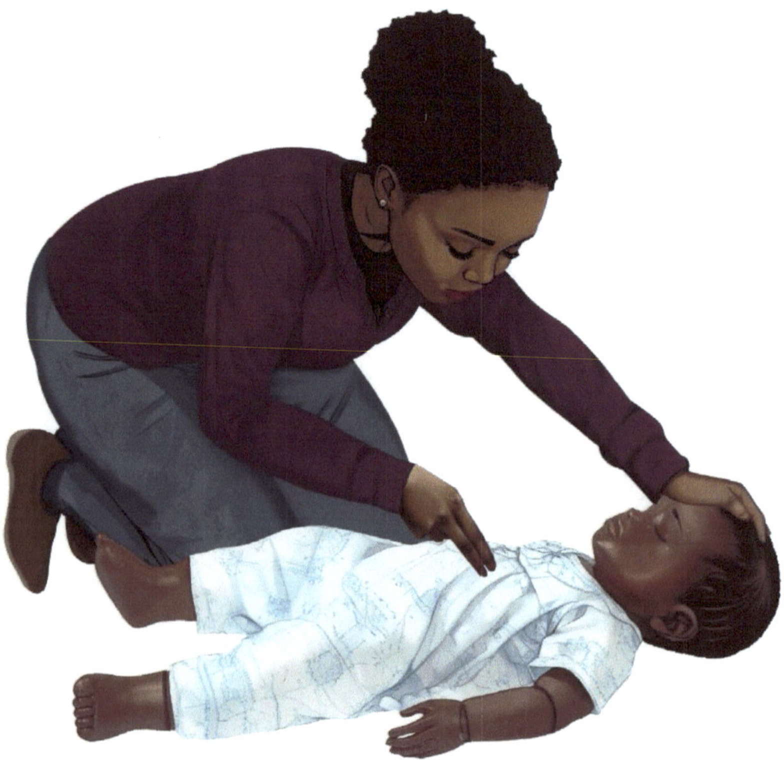

Ihe Nlereanya Iri na Atọ (a): Tinye mkpịsị aka abụọ (otu onye na-enyere aka) n'etiti obi nwa ahụ, n'okpuru akara afọ, n'etiti sternum, n'etiti okpukpu ara na ekiriga ya.

1. 2.

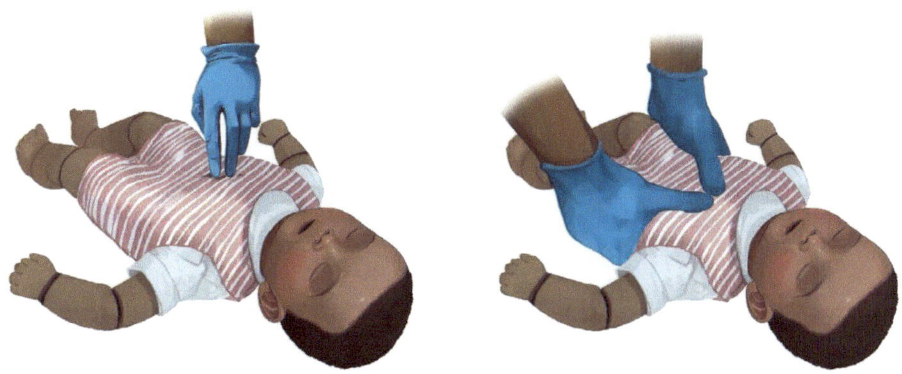

Ihe Nlereanya Iri na Atọ (b): Maọbụ – Usoro onu mkpisi aka na-ekpuchi obi (ndi no nso mmadụ abụọ) – tinye onu mkpịsị aka abụọ n'elu obi, mkpịsị aka ndị ọzọ na-ekpuchi azụ.

Mmadụ abụọ na-enye nwa amuru ohuru mpitu obi

- Lee gburugburu ebe ahụ maka nchekwa.
- Onye no nso kwesịrị ịjiri nwayo titu ụkwụ nwa ahụ. Ọ bụrụ na mmeghari adịghị, kpọkuo enyemaka ma jụọ maka AED defibrillator.
- Ebe a na-enyocha: Lee maka mgbati mkpuruobi n'itinye mkpịsị aka abụọ n'ime ogwe aka nwa ahụ, n'etiti ubu na olu, n'etiti nkeji aka na ubu, ma na-eleta nkuume maobuetuobisiebilimana-adananlekwa.
- Ọ bụrụ na enweghi mgbati mkpuruobi na-eme n'etiti timtim iri (10) maọbụ o bu na i nweghị ntụkwasị obi, malite inye mpitu obi ozugbo.
- Kpọọ enyemaka ma jụọ maka AED defibrillator ma ọ bụrụ na ọ dị.

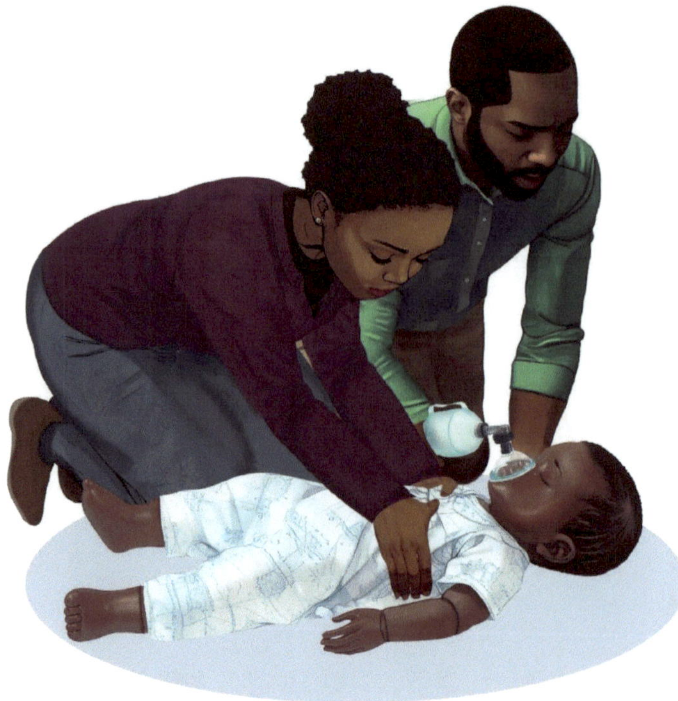

Ihe Nlereanya Iri na Anọ: Mmadụ abụọ na-eme mpitu obi ma na-enye nwa amuru ohuru nke na-azaghị nkuume.

Lee ihe ngosi:

Mkpisi aka abụọ n'etiti obi n'okpuru akara afo maọbụ jide ya aka n'obi gbaruo ya azu, dịka ihe ngosi si kwuo.

- Otu onye na-eme mpịtu obi ugboro iri na ise (15).
- Mpitu Obi Omimi: o peka otu n'ime atọ nke dayameta obi (~1.5 inchisi maọbụ 4 cm).
- Mgbe mpitu obi ugboro iri na ise gasịrị, onye nke abụọ ga-enye nkuume abụọ site na n'akpa ngwa nkuume maọbụ site n'ọnụ ruo n'ọnụ.
- Gaa n'ihu ruo nebe nkeji abụọ, nke putara okirikiri ise nke mpitu obi.
- Jiri n'aka na ọsọ mpitu obi gị dị n'etiti otu nari ruo otu nari na iri abụọ (100 to 120) kwa nkeji.
- Mgbe mpitu obi ọbụla gasịrị, hapụ ka obi bilie tupu ịpịa ya ọzọ.
- Leta ka obi si ebili ma na-ada mgbe nkuume ọbụla gasịrị.
- Gaa n'ihu na-eme mpitu obi ruo mgbe nwa ahụ gosipụtara ihe ngosi ndu, dịka mmeghari̩, iku ume, maọbụ ibe ákwá maobu ruo mgbe ike gwụrụ gị iga n'ihu.

ISI NKE ISE

Ịme Mpitu Obi n'ahu Nwaanyị Dị Ịme

Mgbe nwaanyị dị ime enweghi mmeghari, soro otu usoro nke ndi okenye: L ee maka mpitu obi na ikuume n'otu oge na-epeghi mpe karia timtim iri.

Mgbe nwaanyị dị ime enweghi mmeghari, ọ dị mkpa ịma etu na mgbe ị ga-eme mpitu obi, ị ga-eso ntule pụrụ iche iji gbochie imer ụ nne maọbụ nwa dị n'ime afọ ahu.

Ịtọpụta: Mmegharị ime gaa n'akụkụ ekpe (LLUD): (Positioning: Left Lateral Uterine Displacement (LLUD):

- Debe nne ahụ n'ọnọdụ iji hụ na afo ime buru ibu nwere nchekwa ka ọ ghara ịpitu akwara ọbara nke nnukwu.
- A ga-eme nke a site n'ịji otu akajiri nwayọ kwafuo afo ime n'akụkụ akaekpe, ebe onye ozo no nso na-eme mpịtu obi.
- Ọ bụrụ na onye nke abụọ no ya, rịọ ka ha tụgharịa nwaanyị n'akụkụ ekpe ya nwa obere site n'itinye ákwà maọbụ cushions n'okpuru ubu ya n'aka nri.
- Ọ bụrụ naani otu onye no nso, tinye ákwà a pijiri, pillows, maọbụ wedge n'okpuru ukwu (hip) ya n'aka nri nke ga-eme ka ahụ ya tụgharịa ntakịrị n'akụkụ aka ekpe.
- Mgbe nwaanyị dị ime ghara ịza ajụjụ, ọ dị mkpa ịma na mgbe ị na-eme mpitu obi, ị ga-eso ntule pụrụ iche iji gbochie imerụ nne maobụ nwa dị n'ime afọ ahu.

Malite ịpịtu obi ma ọ bụrụ na e nweghị mgbati mkpuruobi a na-ahụ n'anya.

Onye no nso kwesịrị ịjiri nwayo metu ubu onye ahu aka ma juo si, "Ị dịkwa mma?" ma na-eletakwa maka ngosiputa nkuume site na-ile etu obi ya si ebili ma na agbada.

- Ọ bụrụ na onye ahụ anaghị enweghi mmeghari ma o naghi eku ume nke oma, kpọọ ndị enyemaka ngwa ngwa ma malite CPR ozugbo.
- Gwa ndị enyemaka na onye ahụ bụ onye di ime.
- Ozugbo ị kwadoro na mgbati mkpuruobi adighị maọbụ na onye ahụ anaghị eku ume, malite ime mpitu obi n'igbaso usoro mpitu obi nke ndị okenye.

- Tinye aka gị n'etiti obi ya, n'okara okpuru ngbada okpukpu ara ya (sternum).
- Pịa ya n'ike ma n'ọsọ oso, n'ipitu obi n'ihe dika inchisi abuo (5 cm) miri emi, hapụ ka obi naghachi n'etiti mpitu obi niile.
- Nye mpitu obi n'ihe dịka otu nari ruo otu nari na iri abuo (100 ruo 120) kwa nkeji.
- Ekwela ka e nwee ọtụtụ mmadụ gbakọrọ n'ebe onye ọrịa ahu nọ, ka onye na-eme mpitu obi nwee ohere zuru oke iru ọrụ ya.
- Dịka onye na-eme mpitu obi, gaa n'ihu na-eme mpitu obi ugboro iri atọ (30) na nkuume mgbapụta abụọ (2) gba okirikiri ise (nkeji abụọ).
- Gaa n'ihu na-eme mpịtu obi site n'otu nari ruo otu nari na iri abuo (100 ruo 120) kwa nkeji ruo mgbe enyemaka ọgwụ mberede bịara.
- Mgbe nkeji abụọ gachara, lee maka mgbati mkpuruobi.
- Ọ bụrụ na mgbati mkpuruobi dị, nye nkuume mgbapụta abụọ site n'imechi ụzọ nkuume mepere emepe (tụgharịa isi azụ) ma nye nkuume abụọ iji mee ka nkuume gbasaa.
- Ọ bụrụ na obi anaghị ebili, tọgharịa isi ya ma gbalikwa ọzọ.
- Ma ọ bụrụ na mgbati mkpuruobi adịghị, laghachiri ozugbo na ime mpịtu obi, soro usoro ndị ahụ.

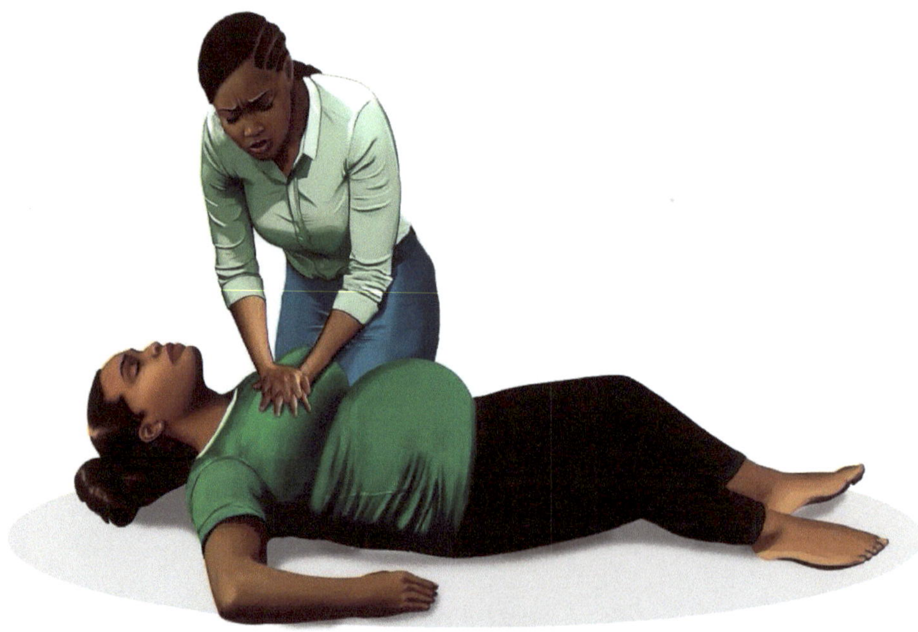

Ihe Nlereanya Iri na Ise: Tinye aka gi abụọ n'etiti obi, n'akụkụ ala n'etiti okpukpu obi (sternum). Omimi mgbatị: Mee ka mgbatị banye ihe dịkarịa ala sentimita ise (5 cm) ma ọ bụ inch abụọ (2 inches) n'ịdị omimi.

Ịme Mpitu Obi n 'ahu Nwany ị D ị Ịme

- Tinye aka abụọ n'etiti obi, n'ala nke sternum.
- Mpịtu miri emi: Ọ pekaria sentimita ise (5 cm) maọbụ inchisi abụọ (2 inches).
- Ụsọ mpịtu: Mpịtu site n'otu nari ruo otu nari na iri abụọ (100 -120) kwa nkeji.
- Mgbe i mechara mpitu obi ọbụla, hapụ ka obi laghachi azu n'onodu tupu i pịa ya ọzọ.
- Mgbe mpitu iri atọ gasịrị, mepee ụzọ ikuku nkuume nwaanyi di ime site ntighari ya isi ma ime ka ọnụ meghere (head-tilt, chin-lift), wee nye nkuume abụọ, na-ele ma obi o na-ebuli.
- Ọ bụrụ na obi nwaanyị dị ime ahu anaghị ebuli n'oge a na-enye nkuume mgbapụta, megharia isi ya na nwa obele ka ụzọ ikuku meghere, wee gbalịa inye nkuume ọzọ.

Jiri Ngwa ọrụ Na-akpaghị Aka Maka Ịgba Obi Ugboro Ike Ọzọ (AED) Ma Ọ bụrụ na ọ dị

- Gbanye AED ma soro ntuziaka o na-enye.
- Tinye padi AED dịka ntụziaka si dị.
- Ọ dị mkpa, dozie anụ ahụ iji hụ na padi dị n'ebe kwesịrị ekwesị.
- Ọ bụrụ na AED turu aro inye nkuja obi nke Bekee, hu na-onweghi onye na-emetu onye oria aka tupu I pie ngwa inye nkuja Bekee ahụ dika etu o si kwuo.
- Maliteghachi CPR ozugbo mgbe inyechara shoki ahụ budo na mpitu obi

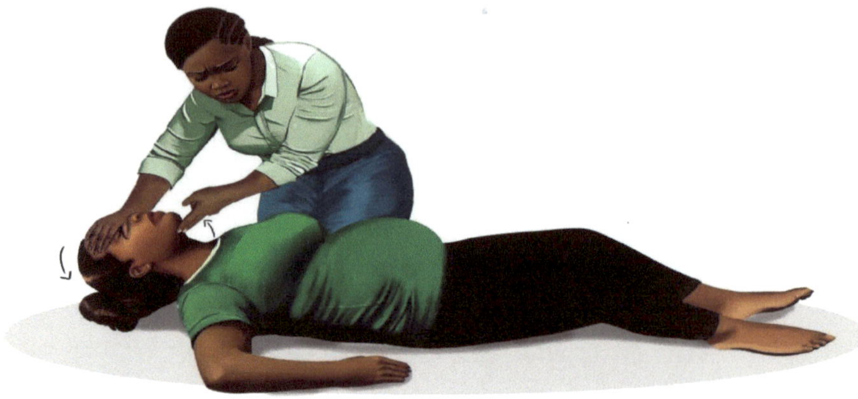

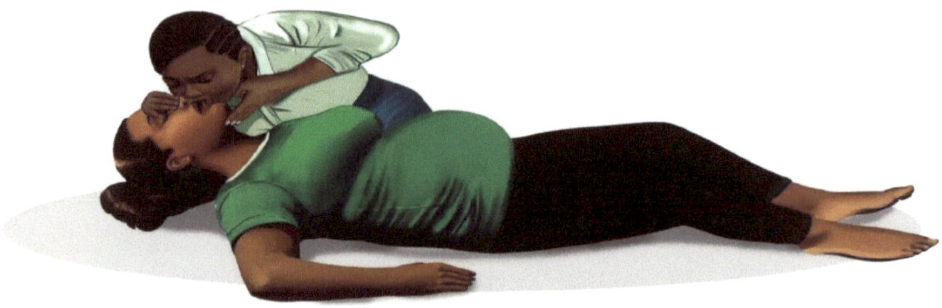

Ihe Nlereanya Iri na Isii: Nye nkuume abụọ mgbe ị mechara mpitu obi nke mgbapụta iri atọ.

ISI NKE ISII

Inye Nkuume Nke Mgbaputa

- Mgbe nkeji abụọ gachara eji enye mpitu obi iri atọ na nkuume abụọ, ọ dị mkpa ịletekwa ọnọdụ onye ahụ ọzọ.
- Ọ bụrụ na onye ahụ nwere mgbati nkpuruobi ma ọ naghị ekutu ume maọbụ na ọ naghị aza mmetụ maọbụ mgbaàmà, e meghi mpitu mgbapụta obi; kama, nye nkuume nke nzoputa, ma nye nkuume otu ugboro n'etiti timtim abụọ ruo atọ (ihe dịka nkuume iri abuo ruo iri ato n'otu nkeji).
- Gaa n'ihu inye igbaputa nkuume nchekwa ma na-ele mgbati nkpuruobi ya kwa nkeji abụọ niile. Ọ bụrụ na a naghị ahụ mgbati mkpuruobi, bido mpitu obi ozugbo.
- A na-eme mgbaputa nkuume iji mee ka ọbara na-agbaghari na ka ikuku nkuume nke oma n'oge nsogbu mkpuruobi. Nke a na-eme ka ikuku na-agaghari n'ọbara ruo mgbe a ga-eji buru onye ahụ gaa n'ụlọ ọgwụ.

Inye Okenye Nkuume Mgbaputa: N'usoro usoro

Ọ bụrụ na okenye nwere mgbati nkpuruobi ma o naghị aza, nye ya otu nkuume na timtim isii niile **(Lee Ihe Nlereanya Iri na Asaa).**

- Mepe ohere ikuku si aga site n'itughari isi azụ na imepe agba ya.
- Nye nkuume mgbaputa site n'ọnụ ruo ọnụ, site n'ikpuchie ọnụ onye ahụ na ọnụ gị. Jiri igwe nkpuchi ọnụ maọbụ ngwa akpa nkuume (ọ bụrụ na o dị).
- Tugharịa isi azụ, welie agba ya, ma mechie ọnụ gị nke ọma n'ọnụ onye ahụ.
- Nye nkuume otu ugboro n'etiti timtim isii obula (ihe dịka nkuume iri n'otu nkeji).
- Nkuume ọbụla kwesịrị ịdịru otu timim ma hu na obi ya na-ebuli nke oma.
- Chaara nkuume karịrị akarị (enyeghi nkuume siri oke ike maobu na-agakari etu o kwesiri).

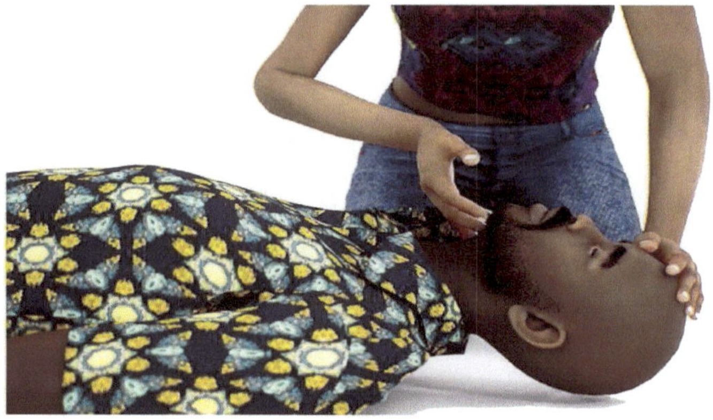

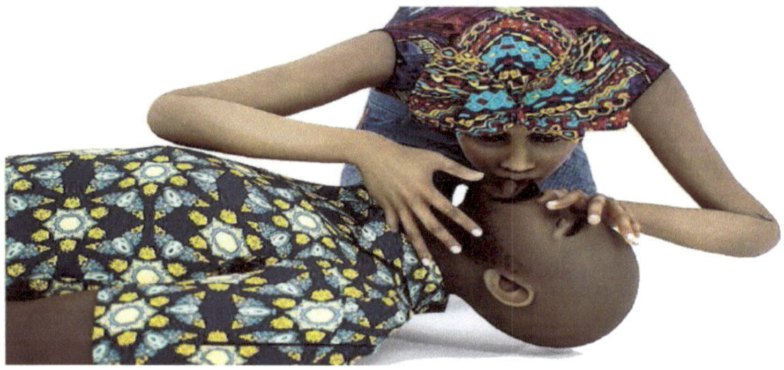

Ihe Nlereanya Iri na Asaa: Nye nkuume otu ugboro na timtim isii niile (nkuume iri n'otu nkeji).

- Gaa n'ihu n'inye nkuume mgbapụta ma na-enyocha mgbati mkpuruobi.
- Lekwa mgbati mkpuruobi kwa nkeji abụọ obula. Ọ bụrụ na mgbati mkpuruobi adighi, malite ịpịtu obi ozugbo.
- Ọ bụrụ na onye ahụ amalite ịkuume n'onwe ya, debe ya n'ọnọdụ mgbake (n'akụkụ aka ekpe ha) ma na-elekọta ha ruo mgbe enyemaka mberede rutere.

Inye Nwaanyi di ime Nkuume Mgbaputa: usoro n'usoro

- Nye nkuume site n'ọnụ ruo n'ọnụ, site n'itughari isi azụ, mpalite agba ya, ma kpuchie ọnụ onye ahụ na ọnụ gị.
- Jiri ngwa nkpuchi ọnụ maọbụ ngwa akpa akụrụ ma ọ bụrụ na o dị.
- Tughariạ isi azụ ma meghe agba ya, mechie ọnụ gị na ọnụ onye ahụ nke ọma, ka ị nwee ike inye nkuume otu ugboro na timtim isii niile (Nkuume iri n'otu nkeji).
- Nkuume ọbụla kwesịrị ịdịru otu timtim ma mee ka obi ya gbalie elu.
- Gbaara nkuume karịrị akarị oso (nkuume kariri oke maọbụ nkuume siri oke ike).

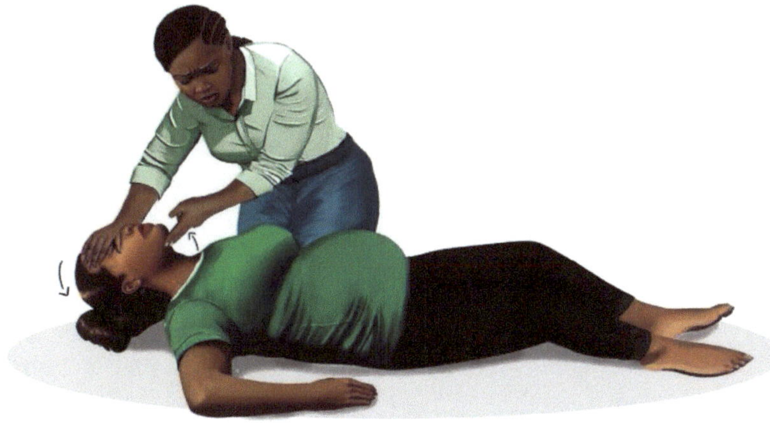

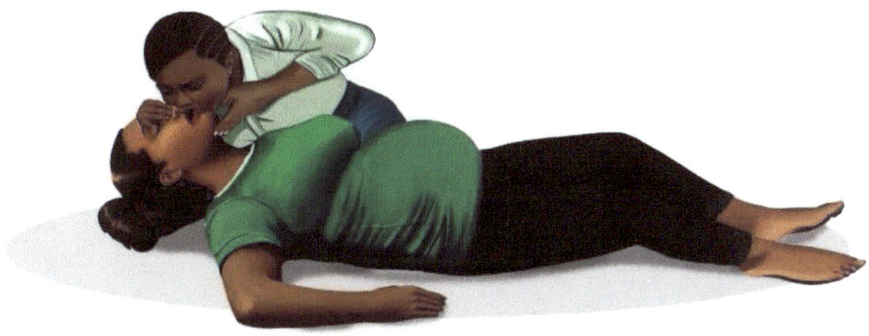

Ihe Nlereanya Iri na Asatọ: Tugharịa isi azụ, welie agba elu, ma mechie ọnụ gị na ọnụ onye ahụ I choro inye nkuume.

- Gaa n'ihu n'inye nkuume mgbaputa ma na-elekọta mgbati mkpuruobi.
- Kwa nkeji abụọ niile, lelee mgbati mkpuruobi. Ọ bụrụ na o nweghị mgbati mkpuruobi, bido mpitu obi ozugbo.
- Ọ bụrụ na onye ahụ amalite iku ume n'onwe ya, debe ya n'ọnọdụ mgbake (n'akụkụ aka ekpe) ma na-elekọta ya ruo mgbe enyemaka biaruru.

Olee etu e si enye nwa nwere mgbati mkpuruobi nkuume Mgbaputa: usoro n'usoro

- Leta, gee ntị, ma metụta aka ka ị hụ ma onye ahụ na-eku ume nke ọma.
- Lee mgbato carotid maọbụ femoral ya n'oge kariri timtim iri.
- Ọ bụrụ na e nwere mgbati mkpuruobi (≥60 bpm) ma enweghị iku ume di oke, bido inye nkuume mgbaputa.
- Ọ bụrụ na mgbati mkpuruobi dị n'óki <60 bpm ma e nwere ihe ngosi nke na kuku maobu obara na-aga etu o kwesiri, bido CPR ozugbo

Inye Nwa Nwere Mgbati Mkpuruobi Ma Enweghi oziza Nkuume Mgbaputa

Ozugbo a chọpụtara na e nwere mgbati mkpuruobi ma agaghi iku ume n'onwe ya, soro usoro ndị a:

- Nye nkuume site n'ọnụ ruo n'ọnụ.
- Gbaa imi nwa ahụ mbo ma jiri onu gi mechie ọnụ nwa ahụ.
- Nye otu nkuume n'ugboro timtim abụọ ruo atọ, na-elekwa anya ka obi ya si agbali elu.
- Ọ bụrụ na obi ya anaghị agbali elu, gbanwee ọnọdụ isi ya ma mekwa ya ọzọ.
- Jiri ngwa nkpuchi ọnụ maọbụ ngwa akpa akụrụ ma ọ bụrụ na o dị.
- Gba nbo hu na e nyere nkuume otu ugboro n'etiti timtim abuo ruo ato (nkuume iri abuo ruo iri ato n'otu nkeji).
- Nkuume ọbụla kwesịrị ịdịru otu timtim ma mee ka obi ahụ gbalie elu.
- Zere inye nkuume karịrị akarị (enyesighi ọtụtụ nkuume maọbụ nkuume sikariri ike).

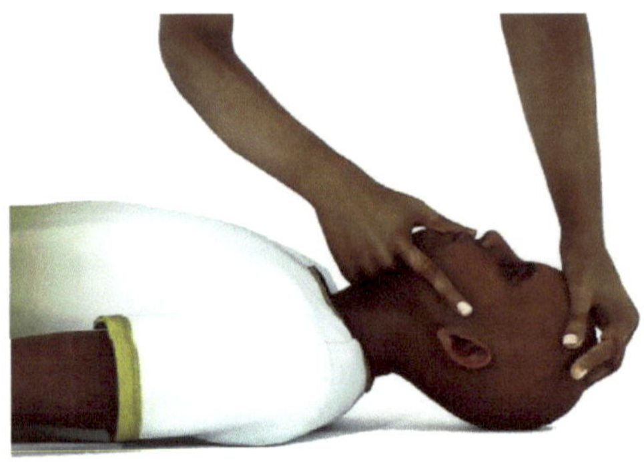

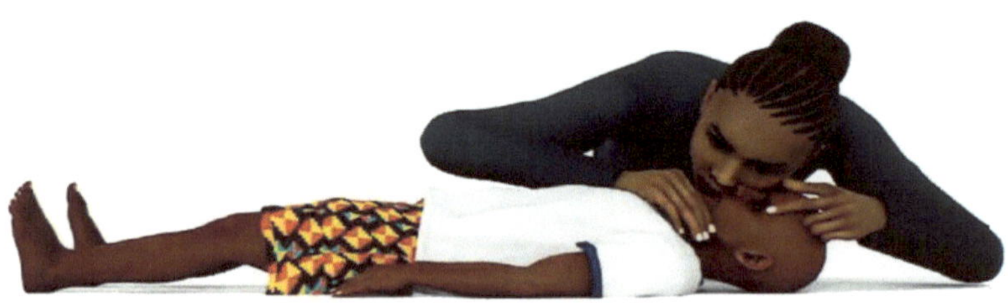

Ihe Nlereanya Iri na Itoolu: Tugharịa isi ma welie agba ya iji nye nkuuume. Nye nkuume otu ugboro n'etiti timtim abụọ ruo atọ (nkuume iri abụọ ruo iri atọ n'otu nkeji)

Nkuume Nke Mgbaputa - Nwa amuru ohuru nwere Mgbati Mkpuruobi

Usoro n'usoro

- Leta, gee ntị, ma metụta aka ka ị hụ ma onye ahụ na-eku ume nke ọma.
- Lee mgbato carotid maọbụ femoral ya n'oge kariri timtim iri.
- Ọ bụrụ na e nwere mgbati mkpuruobi (≥60 bpm) ma enweghị iku ume di oke, bido inye nkuume mgbaputa.
- Ọ bụrụ na mgbati mkpuruobi dị n'óki <60 bpm ma e nwere ihe ngosi nke na ikuku maobu obara na-aga etu o kwesiri, bido CPR ozugbo.

Inye Nkuume Nke Mgbaputa Site na ijiri Ngwa Nkwachi Onu Maobu Iji Onu ruo N'onu

Ozugbo a chọpụtara na e nwere mgbati mkpuruobi ma agaghi iku ume n'onwe ya, soro usoro ndị a:

- Nye nkuume site n'ọnụ ruo n'ọnụ.
- Gbaa imi nwa ahụ mbo ma jiri onu gi mechie ọnụ nwa ahụ.
- Nye otu nkuume n'ugboro timtim abụọ ruo atọ, na-elekwa anya ka obi ya si agbali elu.
- Ọ bụrụ na obi ya anaghị agbali elu, gbanwee ọnọdụ isi ya ma mekwa ya ọzọ.
- Jiri ngwa nkpuchi ọnụ maọbụ ngwa akpa akụrụ ma ọ bụrụ na o dị.
- Gba nbo hu na e nyere nkuume otu ugboro n'etiti timtim abuo ruo ato (nkuume iri abuo ruo iri ato n'otu nkeji).
- Nkuume ọbụla kwesịrị ịdịru otu timtim ma mee ka obi ahụ gbalie elu.
- Zere inye nkuume karịrị akarị (enyesighi ọtụtụ nkuume maọbụ nkuume sikariri ike).

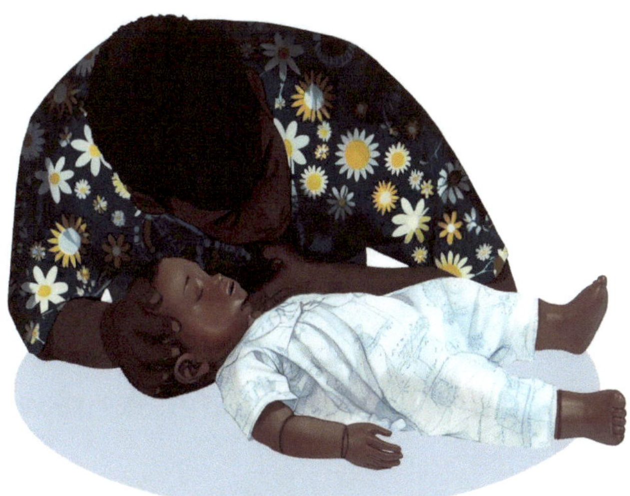

Ihe Nlereanya Iri abụọ: Ileta maọbụ chọpụta ka obi nwa ahụ si agbali elu ma na agbada.

ISI NKE ASAA

Nkwuchi Nkuume Nkono

Nkwuch nkuume nke nkono n'ogologo oge nwere ike ịkpata ihe ndị na-emetụta ndụ maọbụ mee ka mmadụ nwụọ; mmadụ nwere nkwuchi nkuume nkono nwere ike ibu nke na ọ gaghị azazi maọbụ nwụọ. Ọ dị mkpa ịmara mgbaàmà nkwuchi nkuume nkono ma mara ihe a ga-eme n'ozugbo.

Ịmara Mgbaàmà Nkwuchi Nkuume Nkono

- Onye nwere nkwuchi nkuume nkono nwere ike o gaghi ekonwu ume, ikwu okwu, maọbụ kwaa ukwara nke ọma.
- Onye nwere nkwuchi nkuume nkono ga-ejiri aka jide olu ha ike, nke a bụ "mgbaàmà nkwuchi nkuume nkono nke gbara ụwa niile gburugburu," ebe onye ahụ na-eji otu aka maọbụ abụọ jidesie olu ya ike.
- Ha nwere ike ime mkpọtụ nke nsu ude maọbụ mkpọtụ elu mgbe ha na-agbalị iku ume.
- Ihu maọbụ onu mkpịsị aka nwere ike ịtụgharị na-acha ka agwa elu igwe n'ihi na enwegh ikuku.
- Ha na-enwekarị mmetụta egwu maobụ ujo mgbe ha na-acho ka ha ga-esi kuo ume.
- Ndị nwere nkwuchi nkuume nkono nwere ike ida ma ọbụrụ na ihe kwuchiri ha nkono apughi n'ozugbo maobu gbada n'afo.

Onye nwere Nkwuchi nkuume nkono: Okenye maọbụ Nwata

- Ọ bụrụ na okenye maọbụ nwata nwere nkwuchi nkuume nkono, nyochaa ọnọdụ ahụ nke oma.
- Tuzie okenye maobu nwata ahu ka o kwaa ukwara. Ọ bụrụ na ha enweghị ike ịkwa ukwara maọbụ mee mkpọtụ, jụọ, "Ị nwere nkwuchi nkuume nkono?" ma jụọ ka o ga-ekwe ka nyere ya aka.
- Noro n'azụ ha, tinye otu ụkwụ n'etiti ụkwụ ha maka nkwụsi ike.
- Nye ha opipi afo (Heimlich Maneuver).

Opipi Afo site ino n'azu

- Bituo ha n'ihu nwa obere.
- Jiri olu mkpịsị aka gị na-apida ha afo n'ime n'otutu ugboro (Heimlich Maneuver), nke dị mfe dịka ịpị na-akpụ akpụ.
- Kuchie mkpịsị aka gi ma tinye ya n'elu otubo ha.
- Jiri aka nke ozo jikọọ mkpịsị aka gị ahu.
- Mee obere ịpịtu elu ozugbo iji nyere aka iwepụ ihe ahụ.

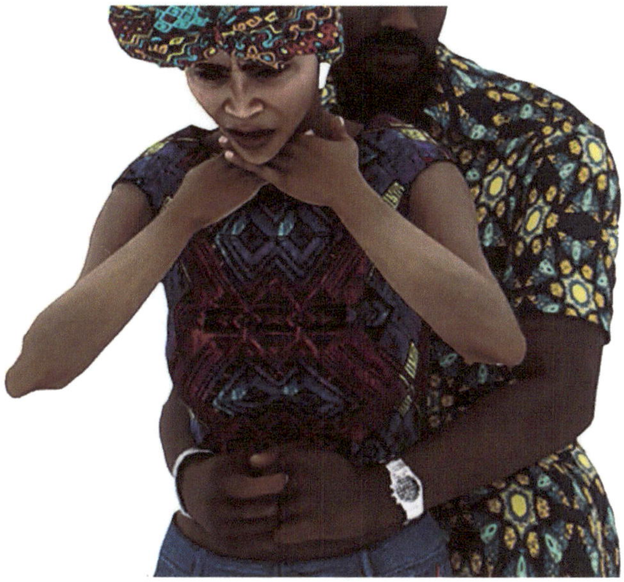

Ihe Nlereanya Iri abụọ na Otu: Inye Ịpị Afọ (Heimlich Maneuver) n'ahu Okenye nwere nkwuchi nkuume nkono

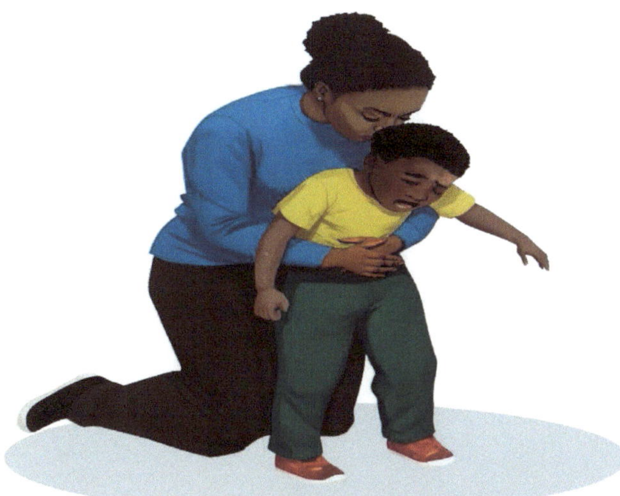

Ihe Nlereanya Iri abụọ na Abụọ: Inye Ịpị Afọ (Heimlich Maneuver) n'ahu Nwata nwere nkwuchi nkuume nkono

Mgbe Okenye maọbụnwata Nwere Nkwuchi Nkuume Nkono enweghị ike ịzaghachi.

Kpọọ Ọrụ Ngosipụta Mmetụta ozugbo maọbụ mee ka onye ọzọ kpọọ maka enyemaka.

- Soro usoro ndị a iji ebido CPR: Bido na mpitu obi iri atọ na nkuume abụọ **(soro usoro ndị ahụ e depụtara na Isi nke atọ)**
- Leta ọnụ n'ihu ihe gbochiri uzo ikuku tupu inye nkuume mgbaputa abụọ.
- Wepụ ihe mgbochi ahu n'ọnụ ma ọ bụrụ na ị na ahụ ya nke ọma; zere ịtinye aka n'ọnụ n'ahughi uzo, n'ihi na nke a nwere ike ikwabanye ihe ahụ ka ọ banye nke ọma.
- Gaa n'ihu na mpitu obi, ma nye nkuume abụọ ruo mgbe enyemaka ruru maọbụ ihe ahụ pụrụ.
- Iji nyere onye nwere nkwuchi nkuume nkono aka, ị ga-eji usoro ịpị obi (chest thrusts) kama nke ịpị afọ, n'ihi na ịpị afọ nwere ike itinye nrụgide n'ahụ nwa ahụ.

Nkwuchi Nkuume Nkono: Nwaanyi di Ime

Ọ bụrụ na onye di ime nwere nkwuchi nkuume nkono, nye ya mpitu obi kama ipitu afo n'ihi na mpitu afo ga emekpa nwa di n'afo ahu.

Ihe I Ga-eme

- Nyochaa ọnọdụ ahụ: O bu na onye di ime nwere nkwuchi nkuume nkono, choo ihe ahumaama gosiri na uzo ikuku nwere mgbochi nke ukwuu.
- N'oro ya n'azu nke oma: N'oro n'azu onye di ime ahu ma tinye ukwu gi n'etiti ukwu ya abuo, iji meek a o kwukesia.
- Choputa ebe obi ya di: Tinye aka n'etiti obi ya n'elu okpukpu ara(sternum)
- Choputa ebe aka di: Tinye aka n'etiti obi ya n'elu okpukpu ara(sternum). Jidesie mkpisi aka gi abuo onu ma na-apitu obi ya n'ugboro ugboro elu.
- Gaa n'ihu na ịpị aka: Gaa n'ihu na ịpị aka ruo mgbe ihe ahụ pụru maọbu onye ahu a ghaghi azizi ozo.

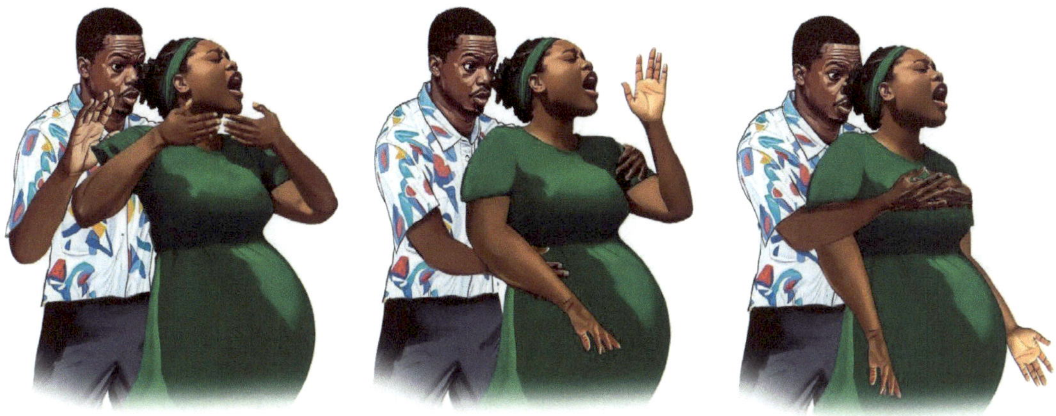

Ihe Nlereanya Iri abụọ na Atọ: Ịme Ịpị obi n'ahu Nwaanyị Dị Ịme nwere nkwuchi nkuume nkono.

Ọ bụrụ na Nwaanyi dị ime enweghi oziza:

- Kpọọ maka enyemaka ma kpọọ ọrụ ọgwụgwọ ozugbo maọbụ mee ka onye ọzọ kpọọ ya.
- Soro usoro ndị a iji ebido enyemaka mpitu obi na nkuume: Bido na mpitu obi iri atọ (30) na nkuume enyemaka abụọ (2) (soro usoro ndị ahụ dịka e depụtara mgbe ị na-eme enyemaka mpitu obi na nkuume n'ahu onye nwaanyi di ime)
- Leta ọnụ n'ihu ihe gbochiri uzo ikuku tupu inye nkuume mgbaputa abụọ.
- Wepụ ihe mgbochi ahu n'ọnụ ma ọ bụrụ na ị na ahụ ya nke ọma; zere ịtinye aka n'ọnụ n'ahughi uzo, n'ihi na nke a nwere ike ikwabanye ihe ahụ ka ọ banye nke ọma.
- Gaa n'ihu na mpitu obi, ma nye nkuume abụọ ruo mgbe enyemaka ruru maọbụ ihe ahụ pụrụ.
- Ịpị obi site n'itinye mkpịsị aka gị n'etiti okpụkpu ara ma pia ya ozugbo ka ihe ahụ pụọ.
- O buru onye di ime, gbaso usoro ipitu obi ndi di ime iji gbalahu opipi afo. Onudu a na-echekwa nne na nwa ebu n'afo.

Nkwuchi nkuume nkono n'Ụmụaka (Nwa amuru ohuru)

Soro usoro ndị a iji nyere nwatakịrị (site na ọnwa efu ruo otu afọ) aka mgbe ọ Nwere nkwuchi nkuume nkono.

- Nyochaa ọnọdụ ahụ, lee ma nwatakịrị ahụ nwere ike ịkwa ukwara, tie mkpu, maọbụ mee mkpọtụ, ma gwaa ha ka gaa n'ihu n'akwa ukwara ka uzo diri ikuku.
- Ọ bụrụ na onye ahu dere jụụ, enweghị ike ịkwa ukwara nke ọma, maọbụ na ha na-enwe nsogbu n'ikụ ume, nke a bụ mgbaàmà nkwuchi nkuume nkono.

- Gaa n'ihu na ịpịtu obi ya na iti azụ ya aka (n'etiti onu ubu n'azu).
- Nọdụ ala ma jiri otu aka kwado isi na olu nwa ahụ ebe ichere nwa ahụ ihu ala n'obi aka gị.
- Debe obi aka gị n'apata ka nwa ahụ kwụsie ike, ma hu na isi ya nọ ala karịa obi ya.

Iti Azụ:

- Jiri olu aka gị na-etị nwaahun'etitiubuya n'azuugboroiseruo ugboro ise.
- Lee ma ihe ahụ apụtala maọbụ gbapụta mgbe ọ bụla ị tizuru olu aka ise.

Ịpịtu obi:

- Ọ bụrụ na ihe ahụ apụghị mgbe ị tichara azụ ya olu aka, tụgharịa nwa ahụ ihu elu, na-akwado isi na olu ya.
- Tinye mkpisi ake abuo maobu ato n'etiti obi ya na mgbada obi ma nye mpitu obi ise ozugbo. Pịa ihe dịka otu sentimita na okara (1.5 inch).
- Nyegharikwa usoro nke ịtie azụ ugboro ise na ịpịtu obi ugboro ise ruo mgbe ihe ahụ pụru maọbụ nwa ahụ wee malite ibe akwa maobu na-eku ume ọzọ.

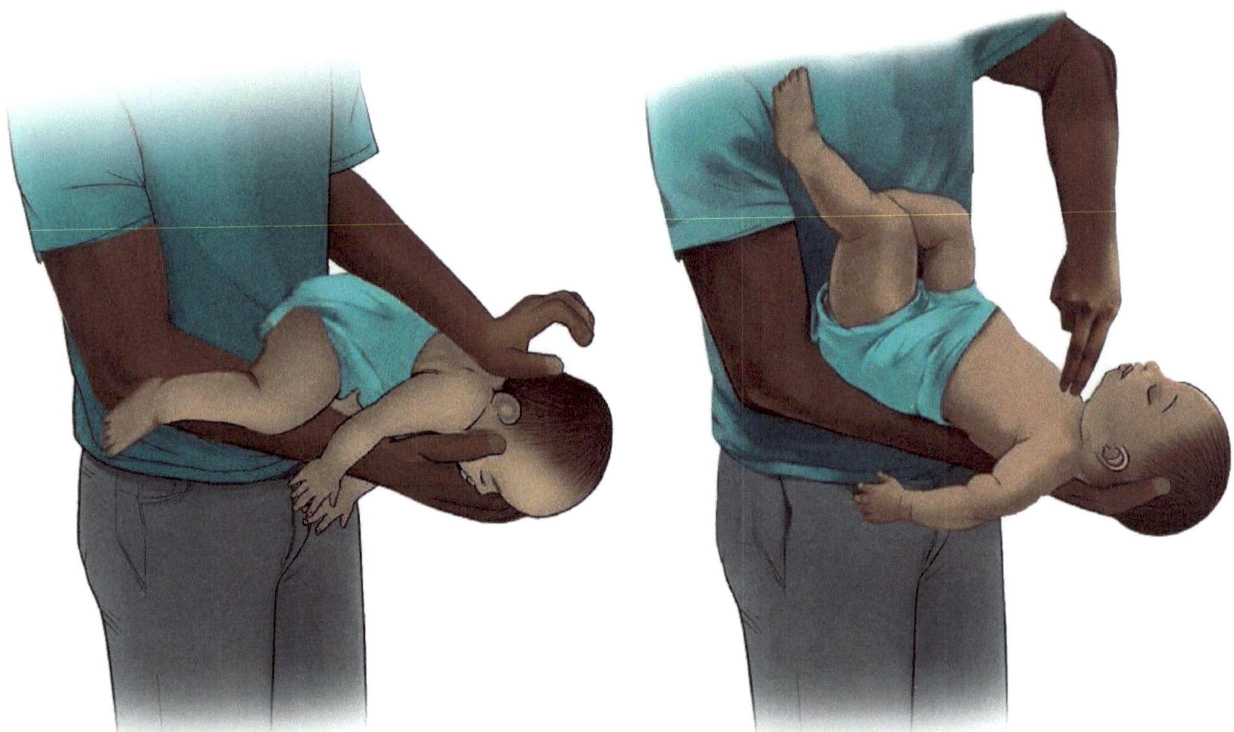

Ihe Nlereanya Iri abụọ na Anọ: Ịme Ịpịtu Azụ Ugboro Ise na Ịpịtu obi Ugboro Ise n'ahu Nwatakịrị nwere nkwuchi nkuume nkono.

Mgbe Nwatakịrị Nwere nkwuchi nkuume nkono Anaghị Aza: Ihe I ga-eme

- Kpọọ maka enyemaka ma kpọọ ọrụ ọgwụgwọ ozugbo maọbụ mee ka onye ọzọ kpọọ ya.
- Soro usoro ndị a iji ebido enyemaka mpitu obi na nkuume: Bido na mpitu obi iri atọ (30) na nkuume enyemaka abụọ (2) (soro usoro ndị ahụ dịka e depụtara mgbe ị na-eme enyemaka mpitu obi na nkuume n'ahu onye nwaanyi di ime)
- Leta ọnụ n'ihu ihe gbochiri uzo ikuku tupu inye nkuume mgbaputa abụọ.
- Wepụ ihe mgbochi ahu n'ọnụ ma ọ bụrụ na ị na ahụ ya nke ọma; zere ịtinye aka n'ọnụ n'ahughi uzo, n'ihi na nke a nwere ike ikwabanye ihe ahụ ka ọ banye nke ọma.
- Gaa n'ihu na mpitu obi, ma nye nkuume abụọ ruo mgbe enyemaka ruru maọbụ ihe ahụ pụrụ.
- Ịpị obi site n'itinye mkpịsị aka gị n'etiti okpụkpu ara ma pia ya ozugbo ka ihe ahụ pụọ.
- Ịrụ ọrụ ngwa ngwa dị mkpa n'ihi na ụmụaka na adikara enwe nzogbu oge ha nwere nkwuchi nkuume nkono.

ISI NKE ASATỌ

Ntuziaka WAZOBIA CPR: Ndụ Bara Uru Mgbaputa

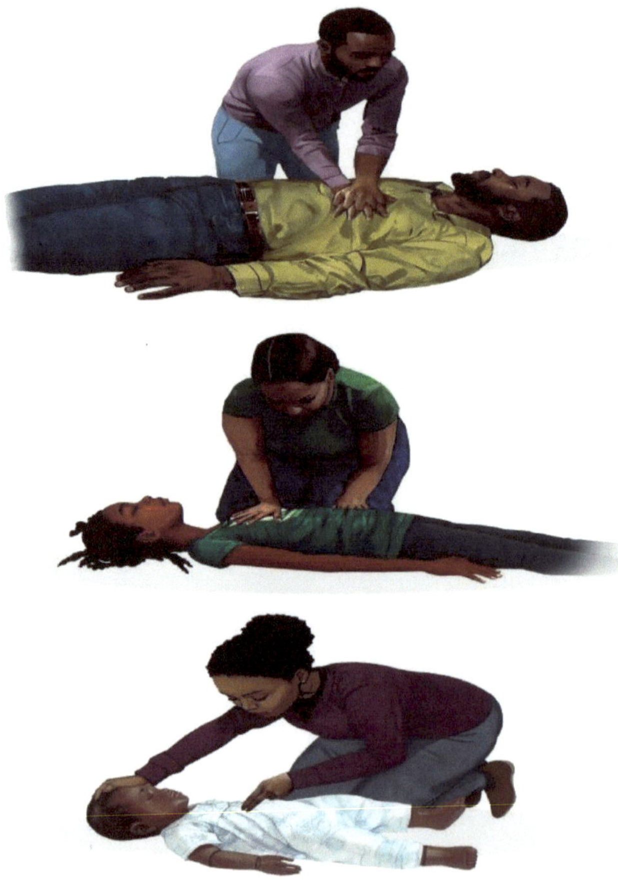

Ihe Nlereanya Iri abụọ na Ise: Ndị Na-eme Mpitu Obi n'ahu Ndị Okenye, Ụmụaka, na Ụmụntakịrị.

Dị ka Nduzị Ụlọ Nleta Obi America (AHA) nke afọ 2020 si kwuo, Ngwaọrụ Na-akpaghị Aka Maka Ịtọgharị Obi (AED) dị ezigbo mma n'ịgwọ nsogbu obi site n'inye nkuja eletriki mgbe ejiri ya soro Mmeghachi Obi na Inye nkuume (CPR). Ọ na-arụ ọrụ dị mkpa n'ịkpoghachite mmeri mkpuruobi n'usoro kwesịrị ekwesị. I jiri AED ruo oru nke oma na-akwalite n'ọnọdụ mgbaputa dịka mkpọtụ mkpuruobi (nsogbu mgbasa nkuja eletriki n'obi) maọbụ ọrụ nkuja eletriki na-agbatighi mkpuruobi. Ozugbo AED rutere, a ga-etinye ya ozugbo n'ahụ nkiti onye ahụ, n'igbaso usoro ntụziaka okwu onu ngwaọrụ ahụ. N'ihi na e mere ya ka ojiji ya dị mfe makwa na ọ chọghị oke ọzụzụ, ojiji AED nke oge ugbu a dịri mmadu ọbụla niile, ndị na-enweghị ọzụzụ obula nwere ike iji ya.

Ụzọ e si EJi AED maaNa-eme CPR:

- Gbanye AED ahu ka ọ malite oru. Soro usoro ntụziaka nke okwu onu ya ma tinye padi AED n'obi nkiti mmadụ ahu.
- Tinye otu padi n'elu obi ya n'aka nri ma tinye nke ọzọ n'akụkụ aka ekpe na mgbada.
- Hu na onweghi onye ji maobu metu ya aka mgbe AED na-enyocha maọbụ na-enye ya nkuja eletriki.
- Pịa ebe mgbanye aka ma ọ bụrụ na AED gwara ka ị nye nkuja eletriki.
- Malite CPR ozugbo mgbe nkuja eletriki ahụ gasịrị.
- Bido mpitu obi ma soro usoro ntụziaka AED ruo mgbe enyemaka rutere.

Ihe Nlereanya Iri abụọ na Isii: AED (Ngwaọrụ Na-akpaghị Aka Maka Ịtọgharị mkpuruObi)

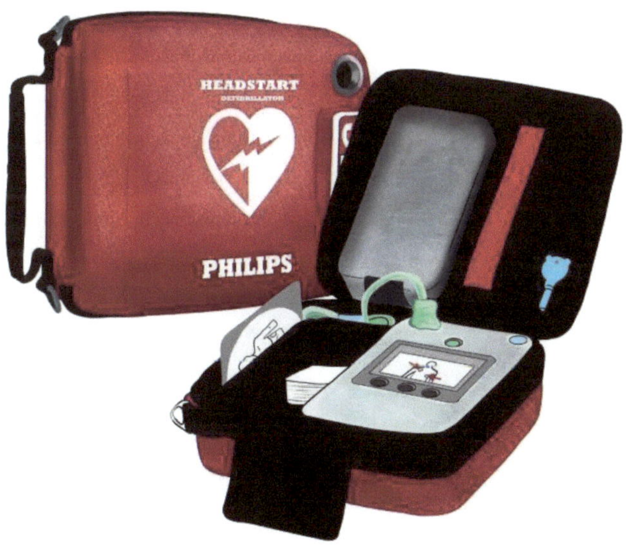

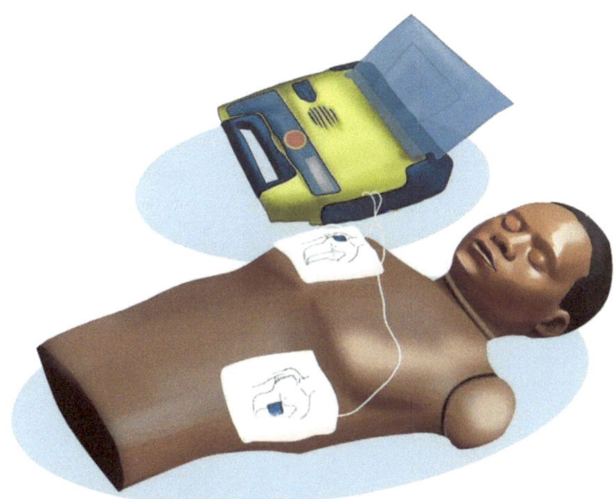

Ihe Nlereanya Iri abụọ na Asaa: AED (Ngwa Mgbake mkpuruobi Akpaaka) n'ahu onye okenye

Akwụkwọ Ntuziaka CPR Nzọpụta Ndụ Nke Nzọụkwụ Site Na ndi no nso

Akwụkwọ ntuziaka CPR a bu ntuziaka di mfe nke e dotere iji nyere ndị nọ nso aka ime CPR nke ọma, nke dị ezigbo mkpa na nzọpụta ndụ. Igbaso usoro di mfe a ga-enye aka igbaputa onye nwere nsogbu mgbati mkpuruobi, ọ bụ ndi nke gi maobu onye ọbụla n'obodo gị.

Ndi ezinaulo na ndị enyi nwere ike ịwe iwe n'oge I choro ime mpitu obi n'ahu nwakiri, di maobu nwunye, nne na nna maọbụ enyi ha, ma nwekwa ike inwe obi abuo maka imejo ya. Etu osila di, o dị ezigbo mkpa ịkpọ oku enyemaka ozugbo, okachasi oburu na o bu gi hụru oge ahu o bidoro.

Akwụkwọ ntuziaka CPR WAZOBIA anaghị anochite anya asambodo CPR maọbụ omumu klaasi I ji kwado gị dika onye mgbaputa CPR. Akwụkwọ a na-adiri ndị nọ nso maọbụ onye ọbụla choro mmuta gbasara usoro di mfe esi eme CPR dịka enyemaka mbụ iji zọpụta ndụ mgbe mmadụ adịghị aza.

References

Buelt A, Kennady J, & Arnold M. (2023). Chest Pain Evaluation: Updated Guidelines From the AHA/ACC. American Family Physician, 107(2), 204–20G.

Comanici, M., Farmidi, A., Bhudia, S. K., & Anikin, V. (2022). Concomitant cardiac surgery and fixation of bilateral rib fractures sustained during cardiopulmonary resuscitation. Journal of Cardiac Surgery, 37(12), 5521–5523. https://doi.org/10.1111/jocs.170GG

Hajeb-Mohammadalipour, S., Chon, K. H., Cascella, A., & Valentine, M. (2021). Automated condition-based suppression of the CPR artifact in ECG data to make a reliable shock decision for AEDS during CPR. Sensors, 21(24). https://doi.org/10.3390/s21248210

Hayashi, M., & Iwasaki, Y. (2024). Addressing out-of-hospital cardiac arrest with current technology advances: Breaking the deadlock with a mobile network. Journal of Arrhythmia, 40(4), 753-7GG. https://doi.org/10.1002/joa3.13103

Myat, A., Kyoung-Jun, S., & Rea, T. (2018). Out-of-hospital cardiac arrest: current concepts. The Lancet, 391(10124), 970–979. https://doi.org/10.101G/S0140-G73G(18)30472-0

Skelton, J., Templeton, A., Dang Guay, J., MacInnes, L., & Clegg, G. (2024). Developing and evaluating a brief, socially primed video intervention to enable bystander cardiopulmonary resuscitation: A randomized control trial. PLoS ONE, 19(7), 1–14. https://doi.org/10.1371/journal.pone.0297598

Song, S. R., Ki, H. K., Park, J. H., Song, K. J., & Shin, S. D. (2023). Association between prehospital airway type and oxygenation and ventilation in out-of-hospital cardiac arrest. The American Journal of Emergency Medicine, G5, 24-30. https://doi.org/10.101G/j.ajem.2022.12.021

www.ingramcontent.com/pod-product-compliance
Lightning Source LLC
LaVergne TN
LVHW070953210926
848482LV00002B/196
* 9 7 8 9 7 8 7 7 7 5 9 6 7 *